1000種常見食物

どっちを選ぶ!? 糖質制限vsカロリー制限 データBOOK

醣量&熱量

列出含醣量・卡路里・鹽分・蛋白質・膳食纖維，教你挑對食物、掌握分量！

速查圖典

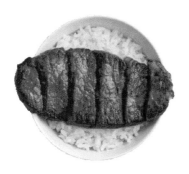

日本東海大學名譽教授 **大櫛陽一** 監修
臺北市立聯合醫院營養部營養師 **饒月娟** 審定　**李池宗展** 譯

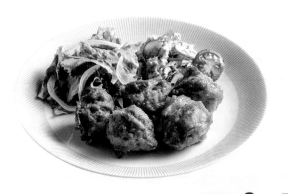

醣量
該注意哪

　　由於減醣飲食變得普及，大家逐漸知道攝取大量碳水化合物與愛吃肉相比，前者對健康更不好。話雖如此，還是有不少人擔心烤肉及牛排的高卡路里、高膽固醇，本書正是為了解決這些問題而企劃的。

　　國際間定義的肥胖是BMI指數（體重(kg) ÷ 身高(m) ÷ 身高(m)）超過30以上，而美國成年人的肥胖率為35%，日本成年人卻只有3%，在先進國家中是墊底。雖然日本肥胖學會認為BMI在25以上就是肥胖，其實，稍微超過這個標準的微胖身材，反而更健康長壽。（在台灣若BMI值超過24以上即過重，但只看BMI值也不準，建議搭配腰臀比、體重等數值一起判斷，避免當個瘦胖子。）

　　更正確來說，我認為不能只在意卡路里，因為過量攝取碳水化合物，恐怕比吃下高卡路里的脂肪更易變胖。攝取的碳水化合物會成為血液中的葡萄糖，進而刺激身體分泌胰島素（荷爾蒙的一種），受到荷爾蒙的影響，身體會開始將過多的葡萄糖製造脂肪，而胰島素也負責把這些脂肪送往脂肪細胞。此外，膽固醇對身體不好的說法是錯的，膽固醇做為60兆個細胞膜、1千億個腦神經、各種荷爾蒙、維他命D及膽汁的原料，是人體的必須成分。

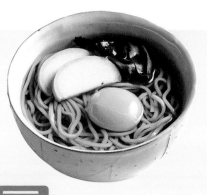

熱量
一個呢？

　　糖尿病是一種常見疾病，不知各位讀者的周遭是否也有不少糖尿病患者？糖尿病同時也會併發：視網膜病變、勃起功能障礙、腎臟病、心肌梗塞等。但是，只要降低碳水化合物的攝取量，約減少一半的每日建議量便能預防糖尿病。如果是糖尿病患者，只要嚴謹的執行飲食控制及碳水化合物攝取量，有些個案不一定需要服用藥物（這裡指的是第二型糖尿病）。

　　人體的構造實在非常好，短期不攝取碳水化合物，也能透過脂肪與蛋白質產生所需的量（即葡萄糖新生作用）。事實上，會感覺肚子餓，是因為攝取碳水化合物後原本上升的血糖開始下降所致。若你長期吃高醣飲食，就容易吃太多。

　　由於脂肪能為身體帶來高能量，若以此為能量來源，大腦也能穩定工作，讓身體更強壯。（各物質在身體內儲存的能量為：葡萄糖（做為肝糖）600大卡，蛋白質（胺基酸）2萬4千大卡，脂肪（酮體）10萬大卡。）雖然減糖飲食才剛被大眾所認識不久，但在抗老化、預防白內障，及改善癌症、阿茲海默症、巴金森氏症上都有不錯的效果，就讓我們來了解醣量及熱量間的關係吧！

東海大學名譽教授　**大櫛陽一**

本書的使用方法

除了含醣量、卡路里外，將蛋白質、鹽分、膳食維含量分為「食材」、「單品料理」、「外食」說明。請活用在減肥及飲食管理上吧！

Part 1 〔食材篇〕

料理時，可參考各食材的含醣量，並了解每100g的食物中，含有多少醣量，以達到控制醣類攝取的目的！

以 100g 為單位介紹食材含醣量，任何人都能簡單選食材！

將食材的含醣量細分為未滿1g、1～3g、3～5g、10g 以下來介紹。若食材重量超過100g時，請自行依分量增加醣量。

依照片中的食材分量，計算出大概的數值

就算食材重量都是100g，會因單位不同，如 1 片或 1 根，其大小會有差異，故以較常用的大概重量來表示含醣量與卡路里。

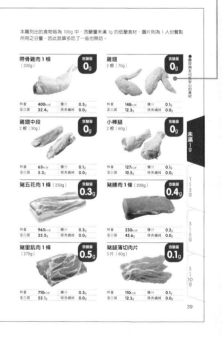

糖尿病患者也可安心食用！
每 100g 中，含醣量未滿 1g 的食材

肉類

雞腿肉〔帶皮〕1塊（280g）	含醣量 0g
熱量 560kcal	鹽分 0.4g
蛋白質 45.4g	膳食纖維 0.0g

雞腿肉〔去皮〕1塊（200g）	含醣量 0g
熱量 232kcal	鹽分 0.4 公克
蛋白質 37.6g	膳食纖維 0.0g

雞胸肉（1口分量）2塊（50g）	含醣量 0g
熱量 100kcal	鹽分 0.1g
蛋白質 8.1g	膳食纖維 0.0g

雞胸肉〔帶皮〕1塊（270g）	含醣量 0g
熱量 516kcal	鹽分 0.3g
蛋白質 52.7g	膳食纖維 0.0g

雞胸肉〔去皮〕1塊（215g）	含醣量 0g
熱量 232kcal	鹽分 0.2g
蛋白質 47.9g	膳食纖維 0.0g

雞胸肉斜切塊 2塊（40g）	含醣量 0g
熱量 76kcal	鹽分 0.0g
蛋白質 7.8g	膳食纖維 0.0g

雞柳條 2塊（100g）	含醣量 0g
熱量 105kcal	鹽分 0.1g
蛋白質 23.0g	膳食纖維 0.0g

雞胗 2 個（60g）	含醣量 0g
熱量 56kcal	鹽分 0.1g
蛋白質 11.0g	膳食纖維 0.0g

本篇列出的食物皆為 100g 中，含醣量未滿 1g 的低醣食材，圖片則為 1 人份餐點所用之分量，因此就算多吃了一些也無妨。

帶骨雞腿 1 根（200g）	含醣量 0g
熱量 400kcal	鹽分 0.3g
蛋白質 32.4g	膳食纖維 0.0g

雞翅 2 根（70g）	含醣量 0g
熱量 148kcal	鹽分 0.1g
蛋白質 12.3g	膳食纖維 0.0g

雞翅中段 2 根（30g）	含醣量 0g
熱量 63kcal	鹽分 0.0g
蛋白質 5.3g	膳食纖維 0.0g

小棒腿 2 根（60g）	含醣量 0g
熱量 127kcal	鹽分 0.1g
蛋白質 10.5g	膳食纖維 0.0g

豬五花肉 1 條（250g）	含醣量 0.3g
熱量 965kcal	鹽分 0.3g
蛋白質 35.5g	膳食纖維 0.0g

豬腰肉 1 條（200g）	含醣量 0.4g
熱量 230kcal	鹽分 0.2g
蛋白質 45.6g	膳食纖維 0.0g

豬里肌肉 1 條（270g）	含醣量 0.5g
熱量 710kcal	鹽分 0.3g
蛋白質 52.1g	膳食纖維 0.0g

豬腿薄切肉片 3 片（60g）	含醣量 0.1g
熱量 110kcal	鹽分 0.1g
蛋白質 12.3g	膳食纖維 0.0g

●糖尿病友也能安心的食材

未滿1g　1～3g　3～5g　5～10g

除了含醣量，也標出蛋白質、鹽分、膳食纖維！

不只能減醣，本書亦標出與高血壓、糖尿病、腎臟病等生活習慣病相關的營養成分含量。

Part 2
〔單品料理篇〕

分別介紹各種料理的營養成分，只要記得料理的含醣量，就算外食也能聰明減醣。

以每道料理的含醣量多寡，分別介紹！

將料理分成含醣量在 5g 以下的「低醣料理」、15g 以下的「減重料理」，及 45g 以下的「體重維持料理」，方便組合不同菜單。

介紹料理中的食材及分量

知道料理中放了哪些食材也很重要，因此每種料理均介紹 3～5 種食材。

收錄專欄，介紹一定要知道的減醣重點

在專欄中介紹減醣期間，可參考的重點。

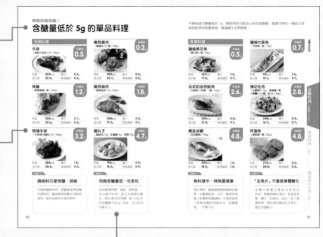

輕輕控制血糖！含醣量低於 5g 的單品料理

肉類料理

牛排	0.5	嫩煎雞肉	0.2
烤雞	1.2	嫩煎豬肉	1.8
照燒牛排	3.2	雞丸子	4.7

調味料只使用油、胡椒

肉類含醣量低，可多吃

魚類料理

鹽燒青花魚	0.5	鹽烤竹筴魚	0.7
法式奶油煎鱈魚	2.6	厚切生魚	2.8
燉金目鯛	4.8	炸沙鮻	4.8

魚類料理中，烤魚最健康

「生魚片」不會使身體醣化

Part 3
〔便利商店、外食、居酒屋篇〕

了解在外用餐時，不同料理種類的含醣量，幫助更聰明選擇適合的外食。

以店家別來介紹菜單，並列出常吃料理的成分

共列出便利商店、居酒屋、烤雞串店、燒烤店、餐廳、速食店等，介紹常吃料理及成分。

需特別留意標示✽星號的食物，因含醣量較高

容易吃太多的高醣食物，已加註✽星號，方便點餐時參考。

便利商店的食物選擇法！關東煮・小菜・下酒菜

關東煮蘿蔔	4.5	關東煮蒟蒻	1.1	生菜沙拉 1份	4.0	牛蒡沙拉 1份	7.6
關東煮魚肉山芋餅	13.4	關東煮竹輪	7.7	金平牛蒡 1份	9.7	油漬菜葉 1份	3.6
關東煮牛筋球	12.3	關東煮魚丸	8.5	拌煮豆腐渣 1份	6.4	大豆日日	6.8
魷魚絲（少量）	0.1	海帶芽莖	2.6	醋拌冬粉 1份	6.1	日式凍豆腐綿線	4.0

本書中的分量說明

■本書之成分數字乃是依據「日本食品標準成分表 2010」來計算。含醣量是碳水化合物減去膳食纖維後計算而來。本書雖為日本翻譯書，但常見食物的營養成分並不會差太多，故仍可參考。書中未介紹食物，讀者可根據食品外包裝的說明，了解成分再選購。

■關於食品的成分，以料理常用之大概的量、一般常見的一次使用量來刊載。單品料理的成分是 1 人份的數字，便利商店、外食、居酒屋等則是完整 1 份的數字。

■「Tr」指的是微量，「—」指的是未測量，「（0）」指的是推測值。

目錄

Part 1
入口的食物，
這樣挑選最安心
【食材篇】

會加速老化的是？
說明篇

Part 2
常吃的食物，
營養成分大解析
【單品料理篇】

長壽的祕訣是？
說明篇

Part 3
老外族如何吃？
點餐技巧大公開！
【外食篇】

該吃哪一道呢？
找出能活腦的食物！

怎麼做才能活腦？
說明篇

該吃哪一道呢？
找出防失智的食物！

該吃哪一道呢？

低卡食物與低醣食物，
該選擇哪一個呢？
只要能選出正確答案，
就不會變胖！

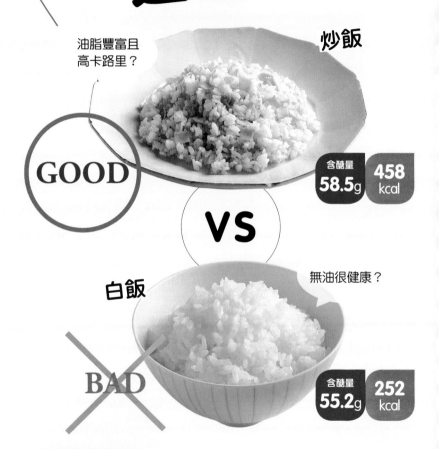

油脂豐富且
高卡路里？

炒飯

GOOD

含醣量 **58.5**g | **458** kcal

VS

白飯

無油很健康？

BAD

含醣量 **55.2**g | **252** kcal

白飯的含醣量高，
炒飯反而能抑制血糖上升

　　因為炒飯包含油、蛋、肉等，所以高卡、高脂，一定比白飯容易使血糖上升？其實剛好相反。以相同含醣量的白飯與炒飯比較後發現，吃完炒飯後的血糖值，竟然不到吃完白飯後的一半。這是因為飯粒被油脂及蛋包覆，人體不會完全吸收，因此若是奶油飯、抓飯等，也會產生相同的效果。

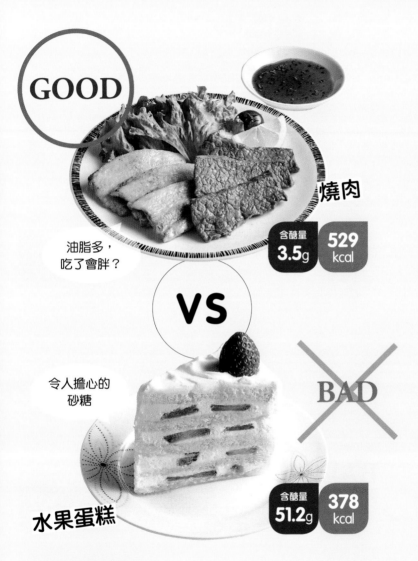

GOOD

燒肉

油脂多，
吃了會胖？

含醣量 **3.5**g | **529** kcal

VS

令人擔心的
砂糖

BAD

水果蛋糕

含醣量 **51.2**g | **378** kcal

雖然都是高脂食物，
蛋糕才是致胖兇手！

　　無論是燒肉或蛋糕，都含有大量的動物性脂肪，但是，並非攝取過量的動物性脂肪就容易變胖。在美國曾發生減少脂肪攝取量，但胖子的人口卻激增的事實，原因在於「攝取了過多醣分」。燒肉只要不沾甜醬，只搭配鹽來吃就沒問題。因此，使用大量砂糖製作的蛋糕才更容易變胖。

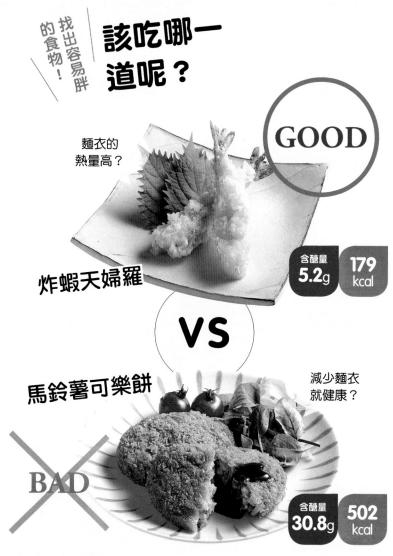

該吃哪一道呢？

麵衣的
熱量高？

GOOD

炸蝦天婦羅

含醣量	
5.2g	179 kcal

VS

馬鈴薯可樂餅

減少麵衣
就健康？

BAD

含醣量	
30.8g	502 kcal

改用豆腐當麵衣，
就能減少醣分

　　不論是天婦羅或其他油炸食物，由於要使用小麥粉或麵包粉來當作麵衣，因此會增加醣量，建議可使用乾燥豆腐渣來當作炸麵衣的食材，減少麵衣與結著劑的含醣量。此外，可樂餅相當於1塊馬鈴薯（135g）的分量，含醣量高達22g；炸蝦則約等於沙蝦7尾（75g）的分量，但含醣量只有5.2g，因此吃了會胖的當然是可樂餅！

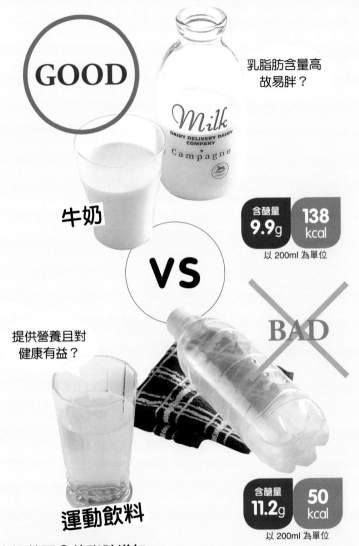

GOOD

乳脂肪含量高
故易胖？

牛奶

含醣量	138
9.9g	kcal

以 200ml 為單位

VS

BAD

提供營養且對
健康有益？

運動飲料

含醣量	50
11.2g	kcal

以 200ml 為單位

牛奶並不會使脂肪增加，
運動飲料中的醣分更危險！

　　牛奶因為含有乳脂肪，常被認為只要每天喝就會增加中性脂肪。然而經調查後發現，在一個月內每天喝牛奶及完全不喝牛奶的人，兩者的中性脂肪值並沒有太明顯的差異（日本新潟縣上越保健所對其轄區內 1 萬 9378 人進行的調查），反而發現在飯前喝牛奶能抑制血糖上升。此外，市售的運動飲料含醣量高，更容易導致血糖上升。

會致胖的食物是？

說明篇

一家人都是胖子是因為
遺傳因子在作祟？
還是因為生活習慣？
到底是哪個原因呢？

生活環境

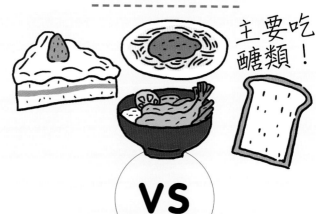

主要吃
醣類！

VS

遺傳因子

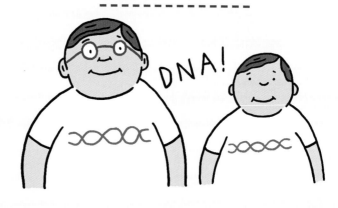

DNA!

會胖是因為遺傳？
明明不胖，卻還是得到糖尿病

　　「日本人就算不胖還是會得糖尿病，這是因為遺傳所致」的說法，長期成為一種定論。但是，這種定論有著很大的問題。日本人就算瘦還是會得糖尿病，並不是因為遺傳的關係，而是因為飲食中充滿了「碳水化合物」。（編按：台灣也有相同問題，再加上手搖飲料的普及，糖尿病患者人數並不少於日本。）

日本人分泌胰島素的能力差，
是荒唐至極的錯誤

　　10 年來，日本治療糖尿病的專家們一直都認為「因為日本人分泌胰島素的能力低落，所以就算不胖也會得糖尿病」。但是，專家們認為日本和美國的醣負荷量分別是日本人 75g；美國人則是 100g，這個認知被發現是錯的。由於日本人的肥胖基準設定比國際上的基準低，因此進行了許多不必要的肥胖治療及限制卡路里的措施，才是最大的問題。

■錯誤的美國白人與日本人之胰島素分泌量圖

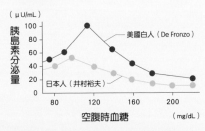

（美國白人：De Fronzo RA：Diabetes. 1988:37:667-678.Fig.1）

（日本人：井村裕夫：糖尿病的原因，糖尿病的進步 23 集，診斷與治療社，1989）

「環境」是導致糖尿病的主因

　　住在墨西哥的美叩巴（Maycoba）附近的皮馬族印地安人，與住在美國亞利桑那州的皮馬族印地安人，是遺傳因子完全相同的民族。但是，墨西哥的皮馬族人進行農業、飼養動物、自然採集等工作，並吃傳統食物；而亞利桑那州的皮馬族人則吃美國政府援助的精白小麥及許多含砂糖的加工食品。調查兩地同一民族之糖尿病罹患率後發現，過傳統生活的人們較不易得到糖尿病。

■比較兩個地區之皮馬族印地安人的糖尿病罹患率

	男性	女性
過傳統生活的族群	6%	11%
美國政府援助的族群	40%	35%

（過傳統生活的族群：Diabetes Care.1994:17:1064-1074）

（美國政府援助的族群：Am J Epidemiolm.1978:108 (6) :497-505）

該吃哪一道呢？

限醣減肥法

鮪魚罐頭含油，熱量很高！

油炸物的熱量雖高，但油分中的醣量卻是 0！

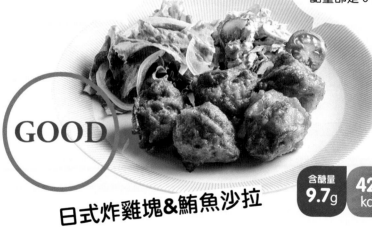

GOOD

日式炸雞塊&鮪魚沙拉

含醣量 **9.7**g

422 kcal

日式炸雞塊熱量高，要少吃？
其實含醣量低，反而能安心食用

　　也許很多人覺得減肥中還吃炸雞塊實在太荒唐！除了是油分高的油炸物，搭配的鮪魚沙拉也添加許多美乃滋，卡路里也很高。不過，雞塊的含醣量低，不容易造成血糖波動，因此不會將糖分轉成脂肪屯積在體內，只要不搭配米飯、麵包或麵條等主食，就算只吃炸雞塊也不易變胖。若能搭配葉菜類一起食用，能同時攝取到膳食纖維、維他命及礦物質，達到美容與健康的效果。

減肥時的菜單，該以什麼為基準來判斷呢？
也許會認為「當然是以卡路里的高低為準」，
事實上若這樣想，絕對無法變瘦。

限卡減肥法

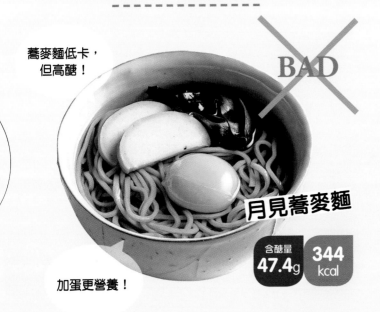

蕎麥麵低卡，
但高醣！

月見蕎麥麵

BAD

含醣量 **47.4**g　**344** kcal

加蛋更營養！

蕎麥麵的卡路里低，很健康？
跟砂糖一樣會使血糖波動

　　蕎麥麵對身體有益，但其營養成分幾乎都是碳水化合物（醣分），雖然內含抗氧化物質等優質成分，但跟砂糖一樣，食用後會在體內分解成葡萄糖，使血糖一口氣飆升，並導致胰島素急速分泌，使血液中多餘的葡萄糖變成中性脂肪，經過不斷累積後成為脂肪細胞，最後就是變胖。

該吃哪一道呢？

高脂肪＆低碳水化合物

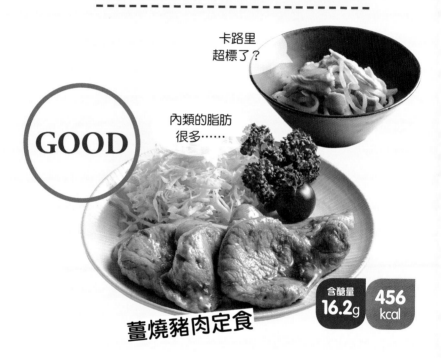

卡路里超標了？

內類的脂肪很多……

GOOD

薑燒豬肉定食

含醣量 **16.2**g　**456** kcal

卡路里相同時，比較碳水化合物是關鍵

　　一樣是500kcal的「薑燒豬肉定食」和「鮪魚蓋飯佐清湯」，吃哪一道才會變瘦呢？毫無疑問的是碳水化合物含量少的「薑燒豬肉定食」。以平均350kcal的3份早餐來說，碳水化合物含量分別是80％、60％、40％，比較一般人吃完後的血糖值發現，食物的碳水化合物含量越高，血糖上升的越快。若食物的卡路里相同，就要比較碳水化合物的含量，含量越高，越容易致胖。

低脂肪&高碳水化合物

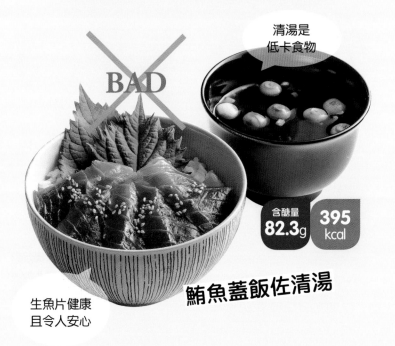

清湯是
低卡食物

BAD

含醣量
82.3g

395
kcal

鮪魚蓋飯佐清湯

生魚片健康
且令人安心

鮪魚低脂少油，對身體較健康？

　　鮪魚蓋飯因富含 EPA 與 DHA 等不飽和脂肪酸，所以能安心食用？鮪魚的確有益健康，但搭配的白飯含大量碳水化合物，食用後會讓血糖快速飆升。同樣地，握壽司或壽司飯因含醋飯並帶有甜味，食用上也要小心。

該吃哪一道呢？

阿金低醣餐

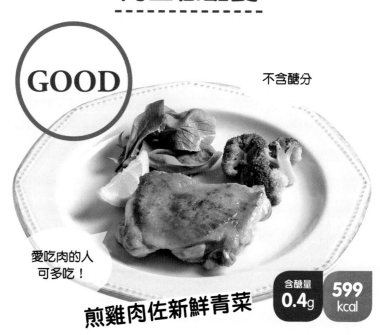

GOOD

不含醣分

愛吃肉的人
可多吃！

煎雞肉佐新鮮青菜

含醣量 **0.4**g

599 kcal

多吃肉、魚，使身體改消耗脂肪為能量

「阿金減肥法」是由美國的阿特金斯醫師所提倡的減肥法，肥胖者只要改吃低醣餐，就可讓脂肪細胞中的中性脂肪被分解成酮體，是一種能量來源，並可使胰島素的分泌變正常。此外，不論是葡萄糖或酮體，都能成為大腦及肌肉的能量來源，一般來說，身體內儲存的脂能量可高達 10 萬大卡，因此短期使用此種減肥法並不會造成負面影響。

低脂&低卡餐

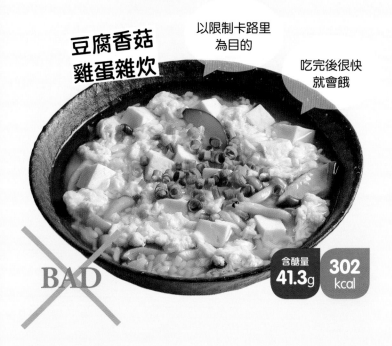

豆腐香菇
雞蛋雜炊

以限制卡路里
為目的

吃完後很快
就會餓

含醣量
41.3g

302
kcal

BAD

因為正在減肥，
飲食要低油及低卡才能瘦？

　　1公克的油脂是9大卡，因此烤雞、油炸食物的卡路里都很高，根本不能吃，所以只能以無油的雞蛋雜炊來填飽肚子，才能變瘦？實際上，雞蛋雜炊雖然沒有使用油料理，但富含碳水化合物，吃完反而會變胖。因為碳水化合物具有容易消化的特性，能在短時間內使血糖上升再下降，所以肚子餓得快，導致減肥常失敗。

能變瘦的運動是？

實踐低醣飲食後，
再搭配正確運動，
才能加速瘦身效果！

快走

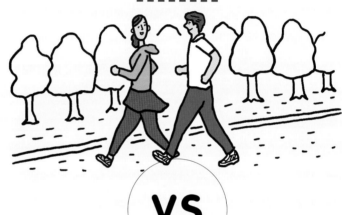

VS

跑步

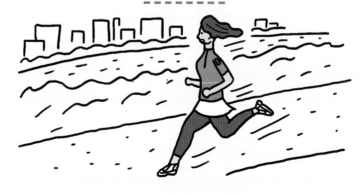

搭配運動，效果更好

　　飯後 30 分鐘開始快走，能幫助血糖下降。因此若想吃甜食，記得吃完後要快走。快走與游泳等有氧運動能幫助提高心肺機能，增強肌耐力且預防疾病。適度的運動也能帶來解放感與成就感，讓心靈煥然一新。

- -

快走與跑步，最大的差別是？

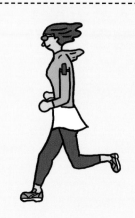

　　不使用氧氣，以體內的 ATP、CP（三磷酸腺苷與肌酸）等物質及肝糖轉換成能量。簡單來說，肌力訓練或短跑是無氧運動，有氧運動則以吸入的氧氣來燃燒肝糖與脂肪。不論是快走或跑步都屬於有氧運動，但強度上，跑步比較強，燃燒的脂肪也較多。若想變瘦，記得每週運動 3 次，一次要持續 20 分鐘。

- -

空腹時做有氧運動，有效減脂

　　空腹時血糖較低，若在此時做有氧運動，會消耗肝臟的肝糖，之後脂肪細胞、肝臟、肌肉的脂肪會被分解，肝臟會開始製造酮體成為能量來源。若一直持續，可提升脂肪分解能力，加速減肥。此外，只要做 10 分鐘肌力訓練（即無氧運動），就能增加肌肉量，並提升基礎代謝率，變成容易燃燒脂肪的身體。飯前做有氧運動 30 分鐘＋無氧運動 10 分鐘，也能幫助減肥。

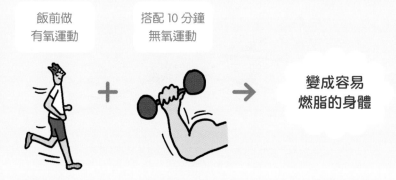

飯前做
有氧運動

搭配 10 分鐘
無氧運動

變成容易
燃脂的身體

吃太多主食，
血糖容易飆升

高碳水化合物飲食會讓血糖值急速上升，成為肥胖及糖尿病的最大主因。因此，減少碳水化合物的攝取量，降低血糖，是預防糖尿病的第一步。建議減少白飯、麵包或麵類等高醣主食的攝取量，醣分多的點心零食及使用小麥粉、太白粉的料理或加工食品等，也要避免。其他如地瓜、南瓜等口感鬆軟的根莖類，也含有許多醣分，也要少吃。

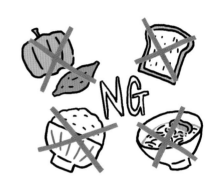

**碳水化合物攝取量
與飯後血糖值之不同**

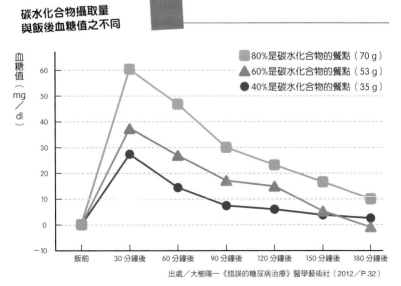

血糖值（mg／dl）

- 80%是碳水化合物的餐點（70ｇ）
- 60%是碳水化合物的餐點（53ｇ）
- 40%是碳水化合物的餐點（35ｇ）

飯前　30分鐘後　60分鐘後　90分鐘後　120分鐘後　150分鐘後　180分鐘後

出處／大櫛陽一《錯誤的糖尿病治療》醫學藝術社（2012／P.32）

將早餐的平均卡路里設定在 350kcal，碳水化合物佔卡路里的 80%、60%、40%的三種餐點，比較其飯後血糖值。從曲線圖也可看出，攝取越多碳水化合物，血糖上升越快。

從減少主食開始

大腦的能量來源，並非只有葡萄糖

由於大腦的能量來源是葡萄糖，你是否也認為早上不吃白飯會導致低血糖，讓腦袋不靈光呢？其實並不會。在執行減醣飲食的過程中，大腦與肌肉會以「酮體」當作能量來源，至於紅血球需要的葡萄糖，可由中性脂肪或氨基酸來合成出所需的量（即葡萄糖新生作用）。

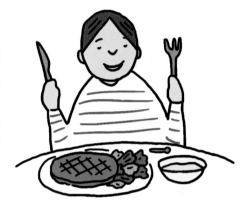

肥胖率及醣分攝取量的比較圖

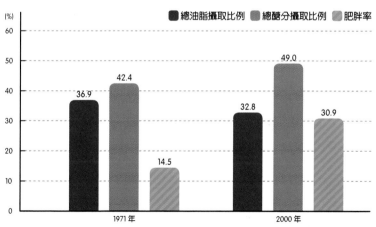

(%)

	總油脂攝取比例	總醣分攝取比例	肥胖率
1971 年	36.9	42.4	14.5
2000 年	32.8	49.0	30.9

出處／全美健康調查（NHANES）

上圖為美國男性的營養攝取狀況與肥胖率，由圖表中可知，一旦減少油脂攝取量，並增加醣分的攝取，反而導致更多肥胖人口。

攝取太多醣分時，血糖會升高

你是否也認為「醣分」是必要的營養呢？其實，它是「只能變成能量的營養成分」，且是唯一「會讓血糖上升的營養成分」。當我們吃下大量碳水化合物後，血液中的葡萄糖會增加，血糖就會上升，並從胰臟分泌出胰島素，胰島素雖然會促使葡萄糖作為肌肉的能量，但是，一旦分泌過多胰島素，過剩的葡萄糖會被肌肉吸收，成為異位脂肪被貯存，是讓胰島素功能變差，導致糖尿病的主因。

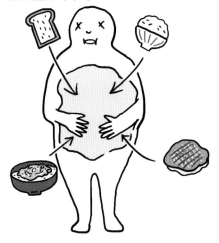

身體變胖的過程

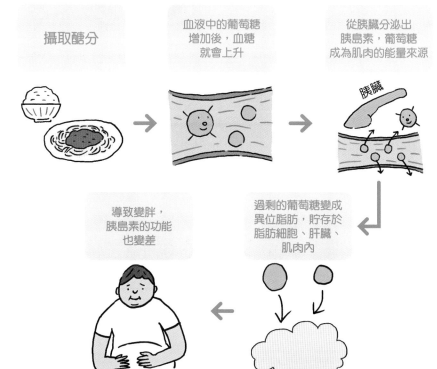

攝取醣分

血液中的葡萄糖增加後，血糖就會上升

從胰臟分泌出胰島素，葡萄糖成為肌肉的能量來源

胰臟

過剩的葡萄糖變成異位脂肪，貯存於脂肪細胞、肝臟、肌肉內

導致變胖，胰島素的功能也變差

1 天的醣分攝取量（RDA），建議約 130 公克

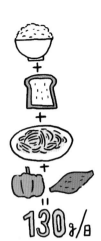

　　日本厚生勞動省（類似台灣的衛生福利部）推薦的碳水化合物攝取量約是 260 公克，但這個數值並沒有明確的科學根據。而美國國家科學院從大腦與紅血球消費的卡路里來計算後，其推薦的碳水化合物攝取量（RDA*）是日本的一半，1 天約 130 公克。但若攝取太多碳水化合物卻沒消耗，也就是缺少運動，就一定會變胖。

* RDA=Recommended Dietary Allowance
　以 97.5% 的人不會有碳水化合物不足的風險，來推測之一日的攝取量

130g 的醣分＝這些食物

以白飯來說

| 1 餐 1 碗（150g） | | | 分量減半 | 1 餐 1/2 碗（75g） | | |

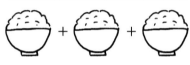 →

| 含醣量 55g | 含醣量 55g | 含醣量 55g | 含醣量 27.5g | 含醣量 27.5g | 含醣量 27.5g |

＝3 餐的醣分是 **165**g
超過 130g

＝3 餐的醣分是 **82.5**g
＋
約 50g 的蔬菜水果

馬鈴薯 1 個（60g）　　　　＝含醣量 9.8g
南瓜 1 塊（長 5 公分，50g）＝含醣量 8.6g
中型番茄 1 個（150g）　　　＝含醣量 5.6g
中型洋蔥 1/2 個（100g）　　＝含醣量 7.2g
蘋果 1/2 個（100g）　　　　＝含醣量 13.1g

100g 食品中的含醣量

白飯（精白米）：含醣量 36.8g　　吐司：含醣量 44.4g　　細麵：含醣量 24.9g　　馬鈴薯：含醣量 16.3g

洋南瓜：含醣量 17.1g　　紅蘿蔔：含醣量 6.4g　　番茄：含醣量 3.7g　　地瓜：含醣量 29.2g

碳水化合物、糖分、醣類的關係

什麼是「醣」？

　　在營養標示基準中，「糖」與「醣」並不同，「醣」是「碳水化合物減去膳食纖維」後的分量，即三個分子以上的多醣類，包括澱粉、寡醣、糖醇、合成甜味劑等皆是。

　　「糖」則是糖分之中的單醣類（葡萄糖、果糖等）與雙醣類（蔗糖、乳糖、麥芽糖等）的總稱。也可以說是「醣分減去多醣類、糖醇」後的總稱。

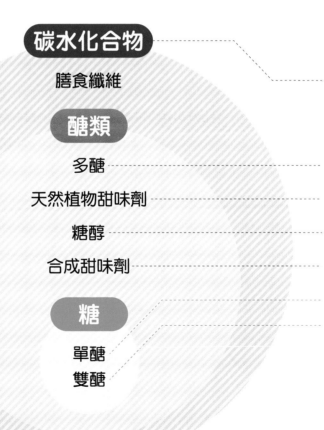

碳水化合物

膳食纖維

醣類

多醣

天然植物甜味劑

糖醇

合成甜味劑

糖

單醣
雙醣

一般而言，甜食按糖的種類可分為葡萄糖（glucose）、果糖（fructose）、蔗糖、乳糖、糖醇等，包含了各式各樣的糖。不過，減醣料理中所說的「醣分」，到底是什麼呢？

如何分辨「糖」及「醣」？ 「無糖」仍含有醣分？

食物若標示「無糖」，其實仍含有澱粉或糖醇，所以血糖會上升；反之，若標示「無醣」，則不含有多醣類、雙醣類、單醣類。只是依據日本的《健康增進法》所規定的營養表示基準制度，若食品每 100g 中僅有 5g 的醣，或飲料每 100ml 中僅有 2.5g 的醣，就可標示為「低醣」或「減醣」。此外，若食品每 100g 或飲料每100ml 中的醣分未滿 0.5g，依法就可標示為「無醣」。

---- 醣分與膳食纖維的總稱。

碳水化合物 = 醣類 + 膳食纖維

---- 結合葡萄糖等 10 個以上的單醣類，
如澱粉、寡醣、糊精等。

---- 使血糖不易上升的甜味劑，如甜葉菊、甘草、羅漢果。

---- 不會使血糖上升的甜味劑，
如赤蘚醇、木糖醇、麥芽糖醇、乳糖醇、山梨糖醇。

---- 不值得推薦的糖精、阿斯巴甜、三氯蔗糖。

---- 葡萄糖、果糖等。

---- 蔗糖、乳糖、麥芽糖等。

選擇天然甜味劑，對身體較好

這是從羅漢果萃取精華的甜味劑，以赤蘚醇做成，屬於糖醇的一種，卡路里減半，血糖自然不會上升。（編按：日本有許多零卡的天然甜味劑，在超市即可購得，讀者可依需求選購。）

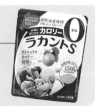

Part 1

入口的食物，
這樣挑選最安心
〔食材篇〕

若想控制醣分攝取量，必須先從掌握食材的含醣量開始做起。
本章圖表除了含醣量外，也標示卡路里、蛋白質、鹽分、膳食纖維，
方便讀者烹調食物，輕鬆完成減醣料理。

該吃哪一道呢？

老化的原因已被證實是 AGE，即最終糖化蛋白。因此，哪一道料理才能抗老化呢？

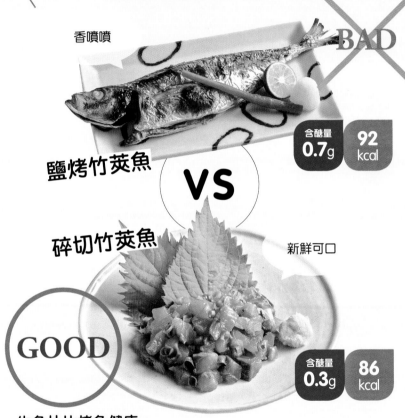

香噴噴 **BAD**

鹽烤竹莢魚

含醣量 **0.7**g | **92** kcal

VS

碎切竹莢魚　新鮮可口

GOOD

含醣量 **0.3**g | **86** kcal

生魚片比烤魚健康，
因為燒焦物質含有大量醣分！

　　蛋白質與糖加熱後產生的物質 AGE，即「最終糖化蛋白」，能由人體自行產生，也能經由進食屯積於體內。簡單來說，加熱的溫度越高，就會產生越多 AGE，因此燒焦的食物通常也含有較多 AGE，特別是魚皮上的燒焦部分，請千萬不要食用。生魚片的 AGE 含量較低，且沒有燒焦的問題，若想吃魚，推薦吃生魚片較好。

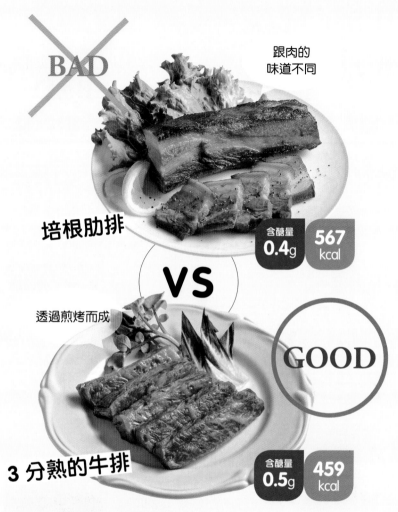

BAD

跟肉的
味道不同

培根肋排

含醣量
0.4g

567
kcal

VS

透過煎烤而成

GOOD

3 分熟的牛排

含醣量
0.5g

459
kcal

高溫料理會產生大量 AGE，
牛排、培根要少吃

牛排含有大量動物性脂肪，煎烤至熟後會產生大量 AGE，數值高達 10,058（ku/100g）。因此若想吃牛排，建議只吃 3 分熟，讓 AGE 值降到 800（ku/100g）。此外，培根是在煙中燻製數小時的食品，因此培根肋排的 AGE 值也高達 91,577（ku/100g）。一般來說，加工食品大部分都是熟食，包括火腿、香腸等，經過高溫料理而成，想抗老化，一定要少吃。

註：AGE 簡單來說是體內的蛋白質與進食後攝取的「糖」，結合糖化後產生的物質。一旦長期累積在體內，就會產生肝斑、皺紋、肌膚鬆弛等老化問題，也會影響血管與骨骼等器官的老化。

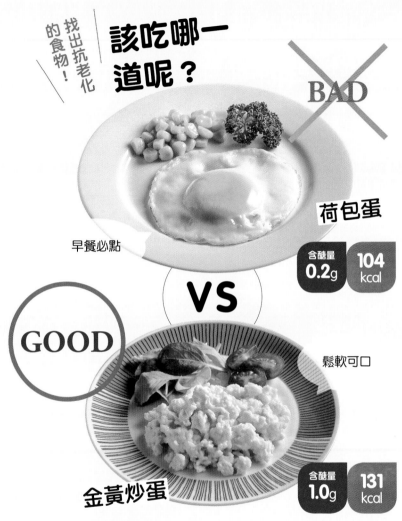

該吃哪一道呢？

BAD

早餐必點

荷包蛋

含醣量 **0.2**g ・ **104** kcal

VS

GOOD

鬆軟可口

金黃炒蛋

含醣量 **1.0**g ・ **131** kcal

蛋含有大量營養物質，
半熟或生吃才能抗老化

　　「蛋」是除了維他命 C 以外，含有所有營養成分的營養食物，雖然膽固醇較高，不過人體本來就需要膽固醇，因此一天並非只能吃一顆蛋。更何況，蛋黃中的膽鹼能防止腦部老化；葉黃素則能預防增齡性黃斑變性症（一種眼部疾病）。除了蛋黃，蛋白更是優良的蛋白質來源，含有能抑制發炎的溶菌酶。以兩種食物來說，煎荷包蛋時，蛋白容易燒焦，使 AGE 值增加，因此食用上必須小心。相反地，炒蛋只進行短時間的加熱，AGE 值較少，可安心食用。另外，若是溫泉蛋及水煮荷包蛋，盡量不要高溫煮太久，半熟狀態才能抗老化。

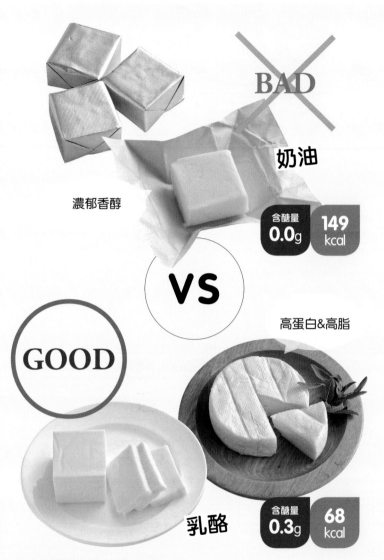

BAD

奶油

濃郁香醇

含醣量 **0.0**g | **149** kcal

VS

GOOD

高蛋白&高脂

含醣量 **0.3**g | **68** kcal

乳酪

奶油的醣分雖比乳酪少，
AGE 值卻高出 5 倍

　　雖然乳酪的卡路里及脂肪量較高，但鈣質量豐富且醣分少，適合在減醣期間食用，其含醣量也比牛奶、優格低。奶油的 AGE 值是 23,340（ku/100g），乳酪是 4,470（ku/100g），奶油的 AGE 值含量是乳酪的 5 倍，一定要少吃。若忍不住想用奶油煎炒料理時，建議改用豬油或麻油，一樣美味。

說明篇｜會加速老化的是？

「活性氧」與「高血糖」，
哪一個容易使人變老？

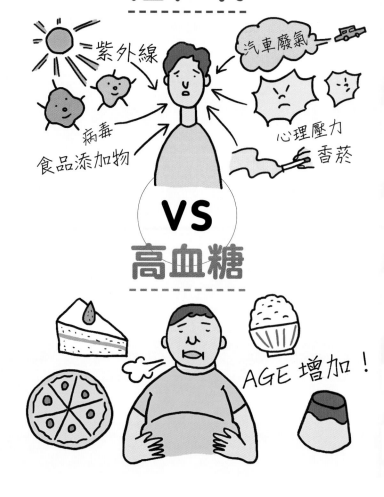

活性氧

紫外線

汽車廢氣

病毒
食品添加物

心理壓力
香菸

VS

高血糖

AGE 增加！

高血糖會增加 AGE，
成為老化的最大原因

一旦血糖升高，血液中的糖及蛋白質，即一種膠原蛋白所形成的組織會硬化，使色素沉澱，稱為最終糖化蛋白（AGE）。簡單來說，紅血球中的血紅素與葡萄糖結合成糖化血色素 A1c，是皮膚、韌帶、肌腱、毛髮老化及產生白內障的主要原因。

紫外線、二手菸會增加活性氧，
導致臉部出現肝斑、雀斑

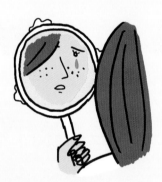

皮膚一旦曝曬於紫外線中，就會產生活性氧，是一種有害皮膚的物質，更是導致老化，及產生肝斑、雀斑的原因。此外，香菸也會增加活性氧，據統計，二手菸含有 200 種以上的有害物質，若不小心吸食超過 30 分鐘，AGE值便會增加，是傷害肌膚的兇手。

想減少活性氧，必須攝取更多的抗氧化物質

若不想使 AGE 增加，預防血糖飆升是最好的方法。只少吃高醣食物是不夠的，因為人體體內的活性氧也會導致血糖上升，因此必須大量攝取抗氧化物質來預防。抗氧化物質又稱為 Scavenger（資源回收者），可從富含維他命 C、E 的蔬菜、水果，及富含硒等礦物質的食品中獲得。

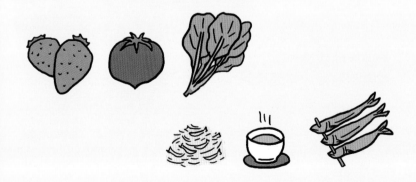

該吃哪一道呢？

以生魚為主

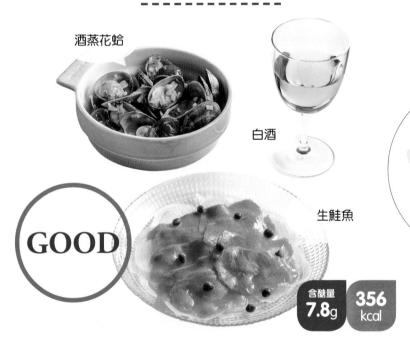

酒蒸花蛤

白酒

生鮭魚

GOOD

含醣量
7.8g

356 kcal

魚要生吃或蒸煮，
並選用橄欖油料理較好

　　魚類含醣量低，並含蛋白質、脂肪，不過為了抗老化，建議料理要以「加熱溫度低，時間短」為基本原則。由於鮭魚是生的、花蛤用蒸的，故加熱溫度較低，可安心食用。鮭魚內含 EPA 與 DHA，可促進血液循環，若使用橄欖油料理，因含有 Omega-9 脂肪酸，在體內不易氧化，能預防動脈硬化，還能美化肌膚。

正確飲食能增加體內的抗氧化物質，因此，餐廳「以生魚片為主」的菜單，與粗食餐廳的糙米蔬食，哪一個能預防老化呢？

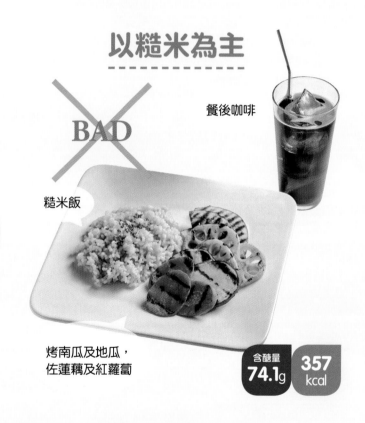

以糙米為主

BAD

餐後咖啡

糙米飯

烤南瓜及地瓜，
佐蓮藕及紅蘿蔔

含醣量 **74.1**g **357** kcal

糙米是主食，含醣量與白飯相同

糙米雖含大量膳食纖維，但含醣量跟白飯一樣多，此外，南瓜、紅蘿蔔等食物，除了含醣量高以外，一旦透過煎烤就會使 AGE 值升高，成為老化的殺手。因此，若能將糙米飯減量，蔬菜改以清蒸並淋上橄欖油或麻油，當作沙拉，便不會使血糖上升，還能抑制老化。餐後的冰咖啡則建議不加果糖，喝黑咖啡較好。

糖尿病患者也可安心食用！

每 100g 中，含醣量未滿 1g 的食材

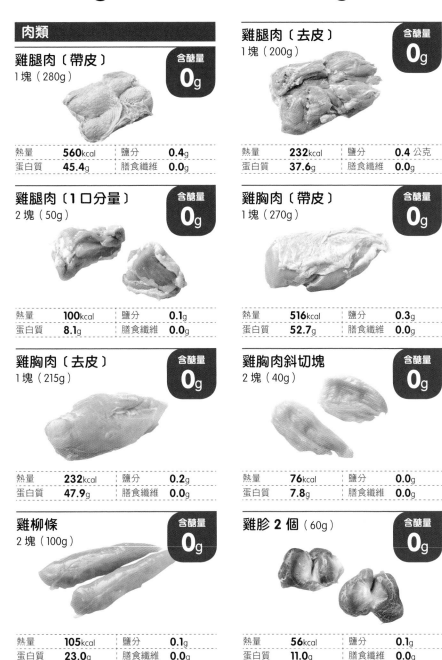

肉類

雞腿肉〔帶皮〕
1 塊（280g）

含醣量
0g

熱量	**560**kcal	鹽分	**0.4**g
蛋白質	**45.4**g	膳食纖維	**0.0**g

雞腿肉〔去皮〕
1 塊（200g）

含醣量
0g

熱量	**232**kcal	鹽分	**0.4** 公克
蛋白質	**37.6**g	膳食纖維	**0.0**g

雞腿肉〔1 口分量〕
2 塊（50g）

含醣量
0g

熱量	**100**kcal	鹽分	**0.1**g
蛋白質	**8.1**g	膳食纖維	**0.0**g

雞胸肉〔帶皮〕
1 塊（270g）

含醣量
0g

熱量	**516**kcal	鹽分	**0.3**g
蛋白質	**52.7**g	膳食纖維	**0.0**g

雞胸肉〔去皮〕
1 塊（215g）

含醣量
0g

熱量	**232**kcal	鹽分	**0.2**g
蛋白質	**47.9**g	膳食纖維	**0.0**g

雞胸肉斜切塊
2 塊（40g）

含醣量
0g

熱量	**76**kcal	鹽分	**0.0**g
蛋白質	**7.8**g	膳食纖維	**0.0**g

雞柳條
2 塊（100g）

含醣量
0g

熱量	**105**kcal	鹽分	**0.1**g
蛋白質	**23.0**g	膳食纖維	**0.0**g

雞胗 2 個（60g）

含醣量
0g

熱量	**56**kcal	鹽分	**0.1**g
蛋白質	**11.0**g	膳食纖維	**0.0**g

本篇列出的食物皆為 100g 中，含醣量未滿 1g 的低醣食材，圖片則為 1 人份餐點所用之分量，因此就算多吃了一些也無妨。

帶骨雞肉 1 根
（200g）

含醣量
0g

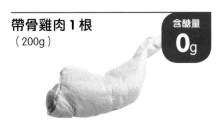

熱量	**400**kcal	鹽分	**0.3**g
蛋白質	**32.4**g	膳食纖維	**0.0**g

雞翅
2 根（70g）

含醣量
0g

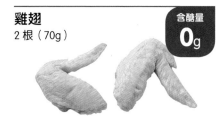

熱量	**148**kcal	鹽分	**0.1**g
蛋白質	**12.3**g	膳食纖維	**0.0**g

雞翅中段
2 根（30g）

含醣量
0g

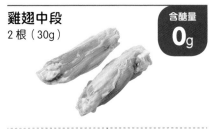

熱量	**63**kcal	鹽分	**0.1**g
蛋白質	**5.3**g	膳食纖維	**0.0**g

小棒腿
2 根（60g）

含醣量
0g

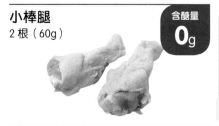

熱量	**127**kcal	鹽分	**0.1**g
蛋白質	**10.5**g	膳食纖維	**0.0**g

豬五花肉 1 條（250g）

含醣量
0.3g

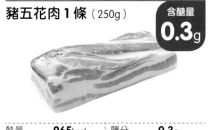

熱量	**965**kcal	鹽分	**0.3**g
蛋白質	**35.5**g	膳食纖維	**0.0**g

豬腰肉 1 條（200g）

含醣量
0.4g

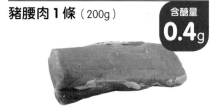

熱量	**230**kcal	鹽分	**0.2**g
蛋白質	**45.6**g	膳食纖維	**0.0**g

豬里肌肉 1 條
（270g）

含醣量
0.5g

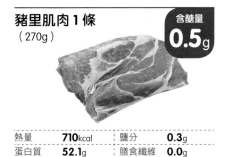

熱量	**710**kcal	鹽分	**0.3**g
蛋白質	**52.1**g	膳食纖維	**0.0**g

豬腿薄切肉片
3 片（60g）

含醣量
0.1g

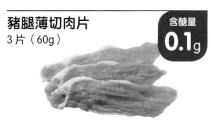

熱量	**110**kcal	鹽分	**0.1**g
蛋白質	**12.3**g	膳食纖維	**0.0**g

每 100g 中，含醣量未滿 1g 的食材

薑燒用豬肉
〔肩里肌〕（105g）

含醣量 0.1g

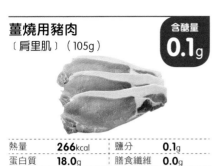

| 熱量 | 266kcal | 鹽分 | 0.1g |
| 蛋白質 | 18.0g | 膳食纖維 | 0.0g |

豬里肌薄切肉片
3 片（60g）

含醣量 0.1g

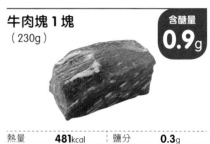

| 熱量 | 158kcal | 鹽分 | 0.1g |
| 蛋白質 | 11.6g | 膳食纖維 | 0.0g |

豬骨肉 1 根
（肉淨重 90g）

含醣量 0.1g

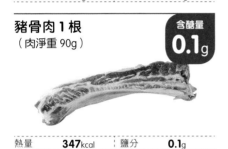

| 熱量 | 347kcal | 鹽分 | 0.1g |
| 蛋白質 | 12.8g | 膳食纖維 | 0.0g |

牛肉塊 1 塊
（230g）

含醣量 0.9g

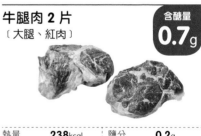

| 熱量 | 481kcal | 鹽分 | 0.3g |
| 蛋白質 | 44.9g | 膳食纖維 | 0.0g |

牛排 1 塊
（140g）

含醣量 0.6g

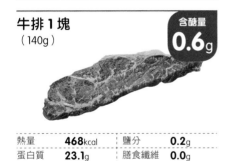

| 熱量 | 468kcal | 鹽分 | 0.2g |
| 蛋白質 | 23.1g | 膳食纖維 | 0.0g |

牛腿肉 2 片
〔大腿、紅肉〕

含醣量 0.7g

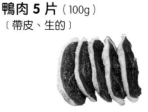

| 熱量 | 238kcal | 鹽分 | 0.2g |
| 蛋白質 | 37.2g | 膳食纖維 | 0.0g |

牛大腿薄切肉
3 片（90g）

含醣量 0.4g

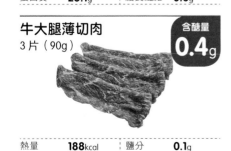

| 熱量 | 188kcal | 鹽分 | 0.1g |
| 蛋白質 | 17.6g | 膳食纖維 | 0.0g |

鴨肉 5 片（100g）
〔帶皮、生的〕

含醣量 0.1g

| 熱量 | 333kcal | 鹽分 | 0.2g |
| 蛋白質 | 14.2g | 膳食纖維 | 0.0g |

雞絞肉（粗，125g）

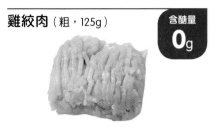

含醣量	**0**g

熱量	**208**kcal	鹽分	**0.2**g
蛋白質	**26.1**g	膳食纖維	**0.0**g

豬絞肉（細，130g）

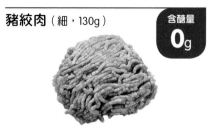

含醣量	**0**g

熱量	**287**kcal	鹽分	**0.2**g
蛋白質	**24.2**g	膳食纖維	**0.0**g

牛絞肉（100g）

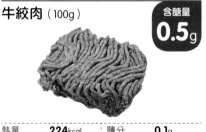

含醣量	**0.5**g

熱量	**224**kcal	鹽分	**0.1**g
蛋白質	**19.0**g	膳食纖維	**0.0**g

肉類加工食品

生火腿〔熟成〕
3 片（20g）

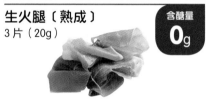

含醣量	**0**g

熱量	**54**kcal	鹽分	**1.1**g
蛋白質	**5.1**g	膳食纖維	**0.0**g

生火腿〔生食〕
1 片（7g）

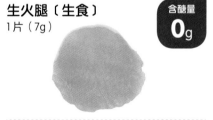

含醣量	**0**g

熱量	**17**kcal	鹽分	**0.2**g
蛋白質	**1.7**g	膳食纖維	**0.0**g

培根 1 片（15g）

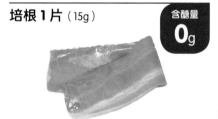

含醣量	**0**g

熱量	**61**kcal	鹽分	**0.3**g
蛋白質	**1.9**g	膳食纖維	**0.0**g

生香腸 1 根
（20g）

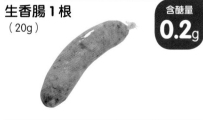

含醣量	**0.2**g

熱量	**56**kcal	鹽分	**0.3**g
蛋白質	**2.8**g	膳食纖維	**0.0**g

烤牛肉 7 片
（40g）

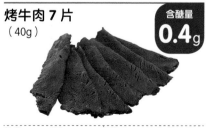

含醣量	**0.4**g

熱量	**78**kcal	鹽分	**0.3**g
蛋白質	**8.7**g	膳食纖維	**0.0**g

未滿 1 g

1～3 g

3～5 g

5～10 g

每 100g 中，含醣量未滿 1g 的食材

魚類

竹筴魚 1 條
（肉淨重 70g）

含醣量 0.1g

熱量	**85**kcal	鹽分	**0.2**g
蛋白質	**14.5**g	膳食纖維	**0.0**g

竹筴魚乾 1 片（80g）

含醣量 0.1g

熱量	**134**kcal	鹽分	**1.4**g
蛋白質	**16.2**g	膳食纖維	**0.0**g

沙丁魚 1 條
（肉淨重 50g）

含醣量 0.4g

熱量	**109**kcal	鹽分	**0.2**g
蛋白質	**9.9**g	膳食纖維	**0.0**g

鰹魚 1 塊（260g）

含醣量 0.3g

熱量	**296**kcal	鹽分	**0.3**g
蛋白質	**67.1**g	膳食纖維	**0.0**g

梭子魚 1 條
（肉淨重 90g）

含醣量 0.1g

熱量	**133**kcal	鹽分	**0.3**g
蛋白質	**17.0**g	膳食纖維	**0.0**g

金目鯛〔切塊〕
1 塊（100g）

含醣量 0.1g

熱量	**160**kcal	鹽分	**0.1**g
蛋白質	**17.8**g	膳食纖維	**0.0**g

生鮭魚〔切塊〕
1 塊（120g）

含醣量 0.1g

熱量	**160**kcal	鹽分	**0.2**g
蛋白質	**26.8**g	膳食纖維	**0.0**g

鹽鮭魚〔切塊〕
1 塊（80g）

含醣量 0.1g

熱量	**159**kcal	鹽分	**1.5**g
蛋白質	**17.9**g	膳食纖維	**0.0**g

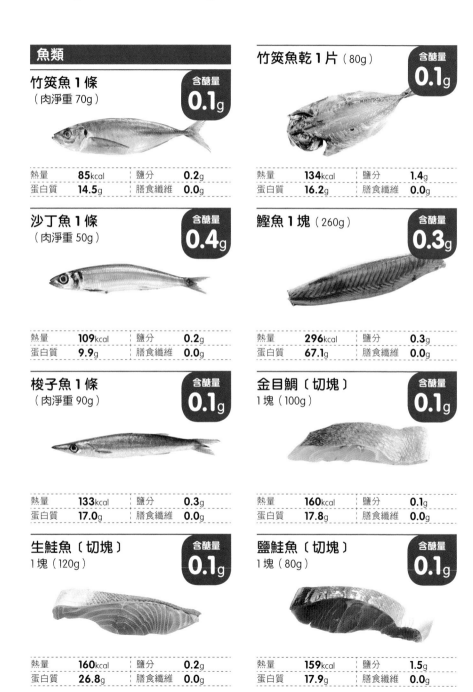

青花魚半身
1塊（180g）

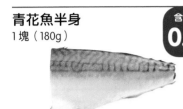

含醣量
0.5g

熱量	**364**kcal	鹽分	**0.6**g
蛋白質	**37.3**g	膳食纖維	**0.0**g

土魠魚
1塊（180g）

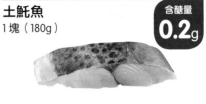

含醣量
0.2g

熱量	**319**kcal	鹽分	**0.3**g
蛋白質	**36.2**g	膳食纖維	**0.0**g

秋刀魚 1 條（肉淨重 110g）

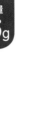

含醣量
0.1g

熱量	**341**kcal	鹽分	**0.4**g
蛋白質	**20.4**g	膳食纖維	**0.0**g

柳葉魚 2 條（30g）

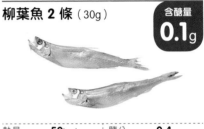

含醣量
0.1g

熱量	**50**kcal	鹽分	**0.4**g
蛋白質	**6.3**g	膳食纖維	**0.0**g

鯛魚〔切塊〕
1塊（100g）

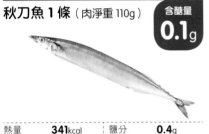

含醣量
0.1g

熱量	**142**kcal	鹽分	**0.1**g
蛋白質	**20.6**g	膳食纖維	**0.0**g

鱈魚〔切塊〕
1塊（130g）

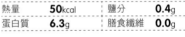

含醣量
0.1g

熱量	**100**kcal	鹽分	**0.4**g
蛋白質	**22.9**g	膳食纖維	**0.0**g

青甘魚〔切塊〕
1塊（110g）

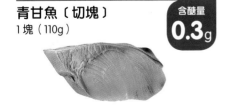

含醣量
0.3g

熱量	**283**kcal	鹽分	**0.1**g
蛋白質	**23.5**g	膳食纖維	**0.0**g

鮪魚 10 片（100g）

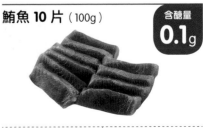

含醣量
0.1g

熱量	**125**kcal	鹽分	**0.1**g
蛋白質	**26.4**g	膳食纖維	**0.0**g

每 100g 中，含醣量未滿 1g 的食材

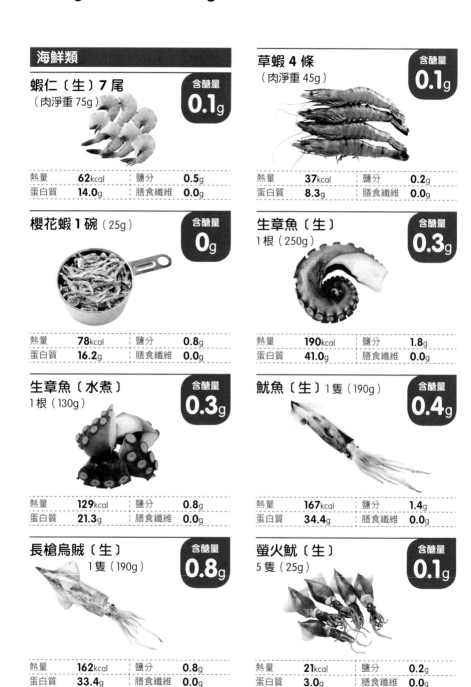

海鮮類

蝦仁〔生〕7 尾
（肉淨重 75g）

含醣量 0.1g

熱量	**62**kcal	鹽分	**0.5**g
蛋白質	**14.0**g	膳食纖維	**0.0**g

草蝦 4 條
（肉淨重 45g）

含醣量 0.1g

熱量	**37**kcal	鹽分	**0.2**g
蛋白質	**8.3**g	膳食纖維	**0.0**g

櫻花蝦 1 碗（25g）

含醣量 0g

熱量	**78**kcal	鹽分	**0.8**g
蛋白質	**16.2**g	膳食纖維	**0.0**g

生章魚〔生〕
1 根（250g）

含醣量 0.3g

熱量	**190**kcal	鹽分	**1.8**g
蛋白質	**41.0**g	膳食纖維	**0.0**g

生章魚〔水煮〕
1 根（130g）

含醣量 0.3g

熱量	**129**kcal	鹽分	**0.8**g
蛋白質	**21.3**g	膳食纖維	**0.0**g

魷魚〔生〕1 隻（190g）

含醣量 0.4g

熱量	**167**kcal	鹽分	**1.4**g
蛋白質	**34.4**g	膳食纖維	**0.0**g

長槍烏賊〔生〕
1 隻（190g）

含醣量 0.8g

熱量	**162**kcal	鹽分	**0.8**g
蛋白質	**33.4**g	膳食纖維	**0.0**g

螢火魷〔生〕
5 隻（25g）

含醣量 0.1g

熱量	**21**kcal	鹽分	**0.2**g
蛋白質	**3.0**g	膳食纖維	**0.0**g

鱈魚子〔生〕
1 塊（130g）

含醣量
0.3g

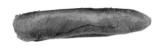

熱量	**91**kcal	鹽分	**3.0**g
蛋白質	**15.5**g	膳食纖維	**0.0**g

花蛤〔帶殼〕5 顆
（肉淨重 20g）

含醣量
0.1g

熱量	**6**kcal	鹽分	**0.4**g
蛋白質	**1.2**g	膳食纖維	**0.0**g

角蠑螺〔生，特大〕
1 顆（肉淨重 50g）

含醣量
0.4g

熱量	**45**kcal	鹽分	**0.3**g
蛋白質	**9.7**g	膳食纖維	**0.0**g

魚類加工食品

鰹魚 1 片（3g）

含醣量
0g

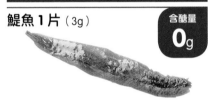

熱量	**11**kcal	鹽分	**0.0**g
蛋白質	**0.6**g	膳食纖維	**0.0**g

魩仔魚一碗
（80g）

含醣量
0.2g

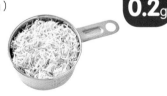

熱量	**90**kcal	鹽分	**3.3**g
蛋白質	**18.5**g	膳食纖維	**0.0**g

生鮭魚卵（30g）

含醣量
0.3g

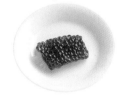

熱量	**85**kcal	鹽分	**1.4**g
蛋白質	**9.2**g	膳食纖維	**0.0**g

煙燻鮭魚 1 片
（10g）

含醣量
0g

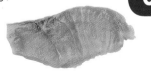

熱量	**16**kcal	鹽分	**0.4**g
蛋白質	**2.6**g	膳食纖維	**0.0**g

柴魚片（5g）

含醣量
0g

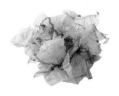

熱量	**18**kcal	鹽分	**0.1**g
蛋白質	**3.8**g	膳食纖維	**0.0**g

每 100g 中，含醣量未滿 1g 的食材

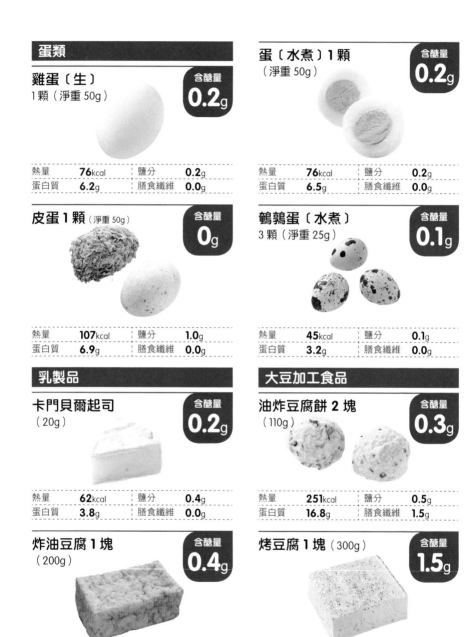

蛋類

雞蛋〔生〕
1 顆（淨重 50g）

含醣量
0.2g

熱量	**76**kcal	鹽分	**0.2**g
蛋白質	**6.2**g	膳食纖維	**0.0**g

蛋〔水煮〕1 顆
（淨重 50g）

含醣量
0.2g

熱量	**76**kcal	鹽分	**0.2**g
蛋白質	**6.5**g	膳食纖維	**0.0**g

皮蛋 1 顆（淨重 50g）

含醣量
0g

熱量	**107**kcal	鹽分	**1.0**g
蛋白質	**6.9**g	膳食纖維	**0.0**g

鵪鶉蛋〔水煮〕
3 顆（淨重 25g）

含醣量
0.1g

熱量	**45**kcal	鹽分	**0.1**g
蛋白質	**3.2**g	膳食纖維	**0.0**g

乳製品

卡門貝爾起司
（20g）

含醣量
0.2g

熱量	**62**kcal	鹽分	**0.4**g
蛋白質	**3.8**g	膳食纖維	**0.0**g

大豆加工食品

油炸豆腐餅 2 塊
（110g）

含醣量
0.3g

熱量	**251**kcal	鹽分	**0.5**g
蛋白質	**16.8**g	膳食纖維	**1.5**g

炸油豆腐 1 塊
（200g）

含醣量
0.4g

熱量	**300**kcal	鹽分	**0.0**g
蛋白質	**21.4**g	膳食纖維	**1.4**g

烤豆腐 1 塊（300g）

含醣量
1.5g

熱量	**264**kcal	鹽分	**0.0**g
蛋白質	**23.4**g	膳食纖維	**1.5**g

蔬菜類

西洋菜〔莖葉、生〕
1根（5g）

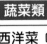

含醣量
0g

熱量	**1**kcal	鹽分	**0.0**g
蛋白質	**0.1**g	膳食纖維	**0.1**g

九層塔〔生〕（8g）

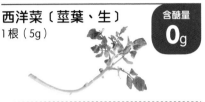

含醣量
0g

熱量	**2**kcal	鹽分	**0.0**g
蛋白質	**0.2**g	膳食纖維	**0.3**g

菠菜〔生〕
1把（230g）

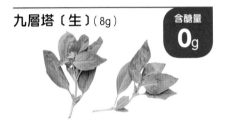

含醣量
0.7g

熱量	**46**kcal	鹽分	**0.1**g
蛋白質	**5.1**g	膳食纖維	**6.4**g

長蒴黃麻〔生〕
1把（90g）

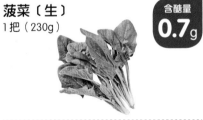

含醣量
0.4g

熱量	**34**kcal	鹽分	**0.0**g
蛋白質	**4.3**g	膳食纖維	**5.3**g

豆芽菜〔生〕
（淨重175g）

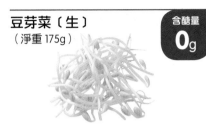

含醣量
0g

熱量	**65**kcal	鹽分	**0.0**g
蛋白質	**6.5**g	膳食纖維	**4.0**g

紫蘇〔生〕
10片（10g）

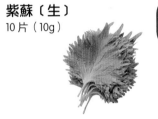

含醣量
0.1g

熱量	**4**kcal	鹽分	**0.0**g
蛋白質	**0.4**g	膳食纖維	**0.7**g

萵苣〔生〕
1顆（80g）

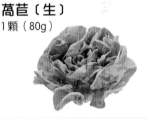

含醣量
0.4g

熱量	**11**kcal	鹽分	**0.0**g
蛋白質	**1.4**g	膳食纖維	**1.4**g

小松菜〔生〕
1把（200g）

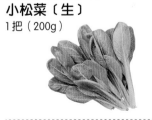

含醣量
1.0g

熱量	**28**kcal	鹽分	**0.1**g
蛋白質	**3.0**g	膳食纖維	**3.8**g

每 100g 中，含醣量未滿 1g 的食材

蘘荷〔生〕
2 個（20g）

含醣量
0.1g

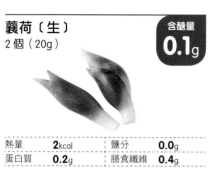

熱量	**2**kcal	鹽分	**0.0**g
蛋白質	**0.2**g	膳食纖維	**0.4**g

芝麻菜〔生〕
1 株（7g）

含醣量
0g

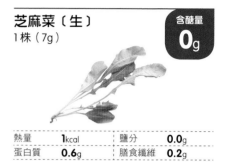

熱量	**1**kcal	鹽分	**0.0**g
蛋白質	**0.6**g	膳食纖維	**0.2**g

茼蒿〔葉片、生〕
半把（100g）

含醣量
0.7g

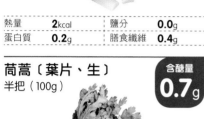

熱量	**22**kcal	鹽分	**0.2**g
蛋白質	**2.3**g	膳食纖維	**3.2**g

青江菜〔生〕
1 把（80g）

含醣量
0.6g

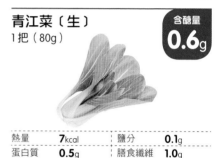

熱量	**7**kcal	鹽分	**0.1**g
蛋白質	**0.5**g	膳食纖維	**1.0**g

綠花椰菜〔生〕
半棵（100g）

含醣量
0.8g

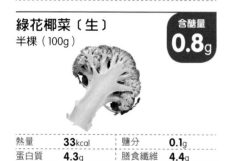

熱量	**33**kcal	鹽分	**0.1**g
蛋白質	**4.3**g	膳食纖維	**4.4**g

無翅豬毛菜〔生〕
（100g）

含醣量
0.9g

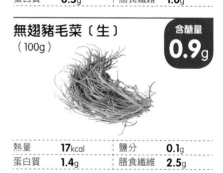

熱量	**17**kcal	鹽分	**0.1**g
蛋白質	**1.4**g	膳食纖維	**2.5**g

菇類

舞菇〔生〕
（100g）

含醣量
0g

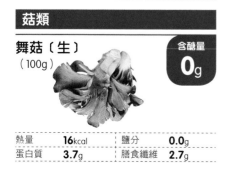

熱量	**16**kcal	鹽分	**0.0**g
蛋白質	**3.7**g	膳食纖維	**2.7**g

洋菇〔生〕
3 個（45g）

含醣量
0g

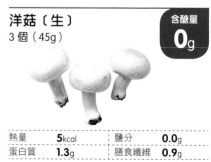

熱量	**5**kcal	鹽分	**0.0**g
蛋白質	**1.3**g	膳食纖維	**0.9**g

滑菇〔水煮罐頭〕
（110g）

含醣量
0.7g

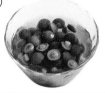

熱量	**10**kcal	鹽分	**0.0**g
蛋白質	**1.1**g	膳食纖維	**2.8**g

醃筍乾〔去鹽〕
（50g）

含醣量
0g

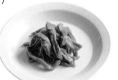

熱量	**10**kcal	鹽分	**0.5**g
蛋白質	**0.5**g	膳食纖維	**1.8**g

涼粉（100g）

含醣量
0g

熱量	**2**kcal	鹽分	**0.0**g
蛋白質	**0.2**g	膳食纖維	**0.6**g

薯類加工食品

蒟蒻（250g）

含醣量
0.3g

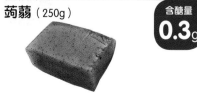

熱量	**13**kcal	鹽分	**0.1**g
蛋白質	**0.3**g	膳食纖維	**5.5**g

蔬菜加工食品

榨菜〔醃漬〕
（40g）

含醣量
0g

熱量	**9**kcal	鹽分	**5.5**g
蛋白質	**1.0**g	膳食纖維	**1.8**g

海藻類

醃海藻〔去鹽〕
（180g）

含醣量
0g

熱量	**7**kcal	鹽分	**0.4**g
蛋白質	**0.4**g	膳食纖維	**2.5**g

寒天（80g）

含醣量
0g

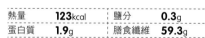

熱量	**123**kcal	鹽分	**0.3**g
蛋白質	**1.9**g	膳食纖維	**59.3**g

蒟蒻絲（200g）

含醣量
0.2g

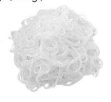

熱量	**12**kcal	鹽分	**0.1**g
蛋白質	**0.4**g	膳食纖維	**5.8**g

未滿1g

1〜3g

3〜5g

5〜10g

49

低醣又能減肥！

每 100g 中，含醣量 1～3g 的食材

內臟類

豬肝 4 片（40g）

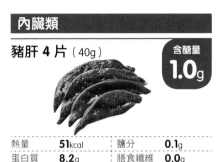

含醣量 **1.0**g

| 熱量 | **51**kcal | 鹽分 | **0.1**g |
| 蛋白質 | **8.2**g | 膳食纖維 | **0.0**g |

無骨火腿（100g）

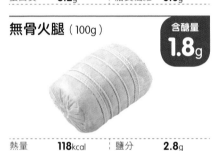

含醣量 **1.8**g

| 熱量 | **118**kcal | 鹽分 | **2.8**g |
| 蛋白質 | **18.7**g | 膳食纖維 | **0.0**g |

海鮮類

甜蝦〔生〕1尾（45g）

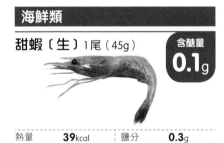

含醣量 **0.1**g

| 熱量 | **39**kcal | 鹽分 | **0.3**g |
| 蛋白質 | **8.9**g | 膳食纖維 | **0.0**g |

帆立貝〔生〕1 顆
（淨重 30g）

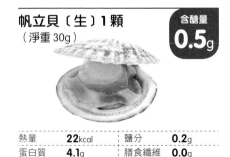

含醣量 **0.5**g

| 熱量 | **22**kcal | 鹽分 | **0.2**g |
| 蛋白質 | **4.1**g | 膳食纖維 | **0.0**g |

肉類加工食品

醃牛肉罐頭
1 罐（100g）

含醣量 **1.7**g

| 熱量 | **203**kcal | 鹽分 | **1.8**g |
| 蛋白質 | **19.8**g | 膳食纖維 | **0.0**g |

里肌火腿片
7 片（140g）

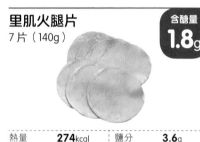

含醣量 **1.8**g

| 熱量 | **274**kcal | 鹽分 | **3.6**g |
| 蛋白質 | **23.1**g | 膳食纖維 | **0.0**g |

文蛤〔生〕3 顆
（淨重 35g）

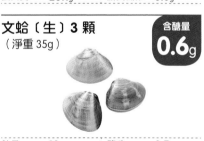

含醣量 **0.6**g

| 熱量 | **13**kcal | 鹽分 | **0.7**g |
| 蛋白質 | **2.1**g | 膳食纖維 | **0.0**g |

減醣TIP

加工食品要慎選

執行減醣飲食期間，也可以選擇簡易的加工食品。但是，火腿與香腸等加工肉類，除了鹽分較高外，因添加硝酸鹽類而易生成亞硝酸胺，不建議食用。

加工食品及海鮮類皆屬低醣食物；大豆及大豆製品也是不可或缺的減醣好食材。
此外，容易被誤認為是高卡路里的乳製品，其實含醣量低，可安心食用。

蛋類加工食品

雞蛋豆腐（100g）

含醣量
2.0g

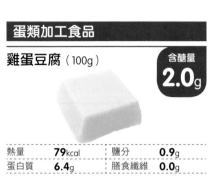

| 熱量 | **79**kcal | 鹽分 | **0.9**g |
| 蛋白質 | **6.4**g | 膳食纖維 | **0.0**g |

茅屋起司
（125g）

含醣量
2.4g

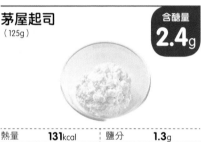

| 熱量 | **131**kcal | 鹽分 | **1.3**g |
| 蛋白質 | **16.6**g | 膳食纖維 | **0.0**g |

帕馬森起司（30g）

含醣量
0.6g

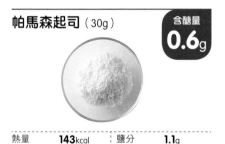

| 熱量 | **143**kcal | 鹽分 | **1.1**g |
| 蛋白質 | **13.2**g | 膳食纖維 | **0.0**g |

加工乳酪 1 塊
（18g）

含醣量
0.2g

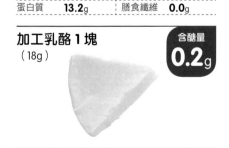

| 熱量 | **61**kcal | 鹽分 | **0.5**g |
| 蛋白質 | **4.1**g | 膳食纖維 | **0.0**g |

乳製品

鮮奶油〔植物性脂肪〕
（100g）

含醣量
2.9g

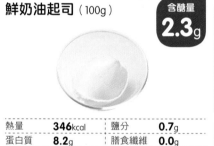

| 熱量 | **392**kcal | 鹽分 | **0.6**g |
| 蛋白質 | **6.8**g | 膳食纖維 | **0.0**g |

鮮奶油起司（100g）

含醣量
2.3g

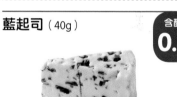

| 熱量 | **346**kcal | 鹽分 | **0.7**g |
| 蛋白質 | **8.2**g | 膳食纖維 | **0.0**g |

藍起司（40g）

含醣量
0.4g

| 熱量 | **140**kcal | 鹽分 | **1.5**g |
| 蛋白質 | **7.5**g | 膳食纖維 | **0.0**g |

減醣TIP

慎選乳製品，控醣又補鈣

起司、乳酪等乳製品，是低醣、高
脂肪、高熱量，且能提供豐富鈣質
的食物。

未滿1g

1～3g

3～5g

5～10g

每 100g 中，含醣量 1～3g 的食材

大豆加工食品

炸豆皮 1 片
（30g）

含醣量 **0.5**g

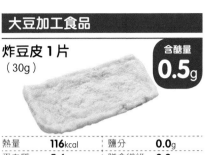

| 熱量 | **116**kcal | 鹽分 | **0.0**g |
| 蛋白質 | **5.6**g | 膳食纖維 | **0.3**g |

絹豆腐 1/2 塊
（150g）

含醣量 **2.6**g

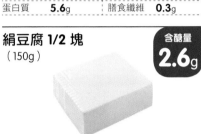

| 熱量 | **84**kcal | 鹽分 | **0.0**g |
| 蛋白質 | **7.4**g | 膳食纖維 | **0.5**g |

豆漿
（100g）

含醣量 **2.9**g

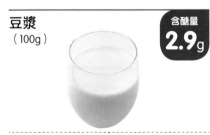

| 熱量 | **46**kcal | 鹽分 | **0.0**g |
| 蛋白質 | **3.6**g | 膳食纖維 | **0.2**g |

豆腐渣
（135g）

含醣量 **3.1**g

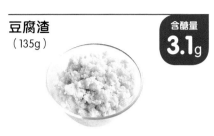

| 熱量 | **150**kcal | 鹽分 | **0.0**g |
| 蛋白質 | **8.2**g | 膳食纖維 | **15.5**g |

國產大豆〔水煮〕
1 碗（100g）

含醣量 **2.7**g

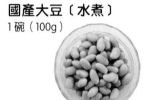

| 熱量 | **180**kcal | 鹽分 | **0.0**g |
| 蛋白質 | **16.0**g | 膳食纖維 | **7.0**g |

木綿豆腐 1/2 塊
（150g）

含醣量 **1.8**g

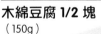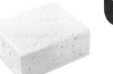

| 熱量 | **108**kcal | 鹽分 | **0.0**g |
| 蛋白質 | **9.9**g | 膳食纖維 | **0.6**g |

減醣TIP

炸豆皮的醣分，其實很少

絹豆腐與木綿豆腐的卡路里低，適合用來減肥。炸油豆腐及炸豆皮因屬油炸物，常被當成高卡食物，其實含醣量低，可適量食用。

減醣TIP

用豆腐渣取代麵皮

豆腐渣是製造豆腐的過程中，所產生的渣滓，富含鈣質、鐵質且低醣，可用來取代高醣的麵包粉等澱粉，及馬鈴薯泥。

蔬菜類

青椒〔生〕
2 顆（40g）

含醣量
1.1g

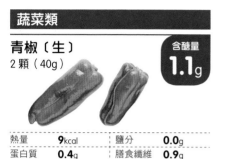

熱量	**9**kcal	鹽分	**0.0**g
蛋白質	**0.4**g	膳食纖維	**0.9**g

秋葵〔生〕
3 根（18g）

含醣量
0.3g

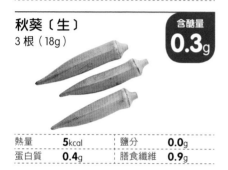

熱量	**5**kcal	鹽分	**0.0**g
蛋白質	**0.4**g	膳食纖維	**0.9**g

大頭菜〔生〕
2 株（30g）

含醣量
0.3g

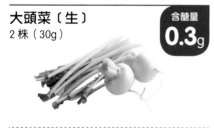

熱量	**6**kcal	鹽分	**0.0**g
蛋白質	**0.7**g	膳食纖維	**0.9**g

瓠瓜絲〔水煮〕
（40g）

含醣量
0.8g

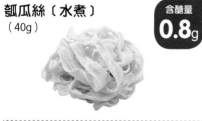

熱量	**11**kcal	鹽分	**0.0**g
蛋白質	**0.3**g	膳食纖維	**2.1**g

蝦夷蔥〔生〕
（3g）

含醣量
0.1g

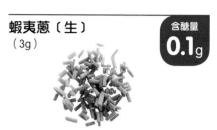

熱量	**1**kcal	鹽分	**0.0**g
蛋白質	**0.1**g	膳食纖維	**0.1**g

芽苗菜〔生〕
（70g）

含醣量
1.0g

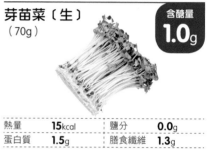

熱量	**15**kcal	鹽分	**0.0**g
蛋白質	**1.5**g	膳食纖維	**1.3**g

白花椰菜〔生〕
1/2 棵（150g）

含醣量
3.5g

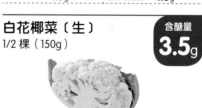

熱量	**41**kcal	鹽分	**0.0**g
蛋白質	**4.5**g	膳食纖維	**4.4**g

小黃瓜〔生〕
1 根（100g）

含醣量
1.9g

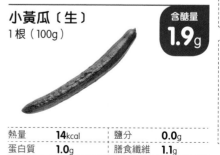

熱量	**14**kcal	鹽分	**0.0**g
蛋白質	**1.0**g	膳食纖維	**1.1**g

● 能減肥的低醣食材

未滿 1g

1～3g

3～5g

5～10g

每 100g 中，含醣量 1～3g 的食材

日本蕪菁〔生〕
1 把（62g）

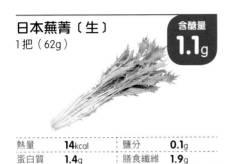

熱量	**14**kcal	鹽分	**0.1**g
蛋白質	**1.4**g	膳食纖維	**1.9**g

含醣量 1.1g

綠蘆筍〔生〕
8 根（200g）

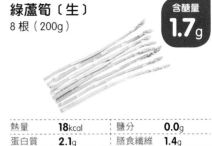

熱量	**18**kcal	鹽分	**0.0**g
蛋白質	**2.1**g	膳食纖維	**1.4**g

含醣量 1.7g

紅葉萵苣〔生〕
1 把（235g）

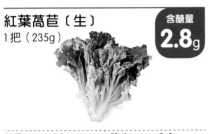

熱量	**38**kcal	鹽分	**0.0**g
蛋白質	**2.8**g	膳食纖維	**4.7**g

含醣量 2.8g

四季豆〔生〕
5 根（20g）

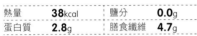

熱量	**5**kcal	鹽分	**0.0**g
蛋白質	**0.4**g	膳食纖維	**0.5**g

含醣量 0.5g

夏南瓜〔生〕
1/2 條（100g）

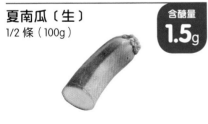

熱量	**14**kcal	鹽分	**0.0**g
蛋白質	**1.3**g	膳食纖維	**1.3**g

含醣量 1.5g

芹菜〔葉梗、生〕
1 根（100g）

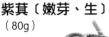

熱量	**15**kcal	鹽分	**0.1**g
蛋白質	**1.0**g	膳食纖維	**1.5**g

含醣量 1.7g

紫萁〔嫩芽、生〕
（80g）

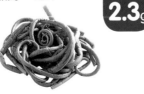

熱量	**23**kcal	鹽分	**0.0**g
蛋白質	**1.4**g	膳食纖維	**3.0**g

含醣量 2.3g

減醣TIP

葉菜類的醣分少，可多吃

葉菜類因醣分少，很適合用來當作減醣食材，包括萵苣、高麗菜、日本蕪菁等，另外也推薦夏南瓜、苦瓜及冬瓜等，也是低醣好食材。

白蘿蔔〔帶皮、生〕
10 公分（750g）

含醣量
8.1g

熱量	**54**kcal	鹽分	**0.1**g
蛋白質	**1.5**g	膳食纖維	**4.2**g

辣椒〔生〕
3 根（10g）

含醣量
0.1g

熱量	**4**kcal	鹽分	**0.0**g
蛋白質	**0.3**g	膳食纖維	**0.6**g

茄子〔生〕
1 條（60g）

含醣量
1.8g

熱量	**13**kcal	鹽分	**0.0**g
蛋白質	**0.7**g	膳食纖維	**1.3**g

韭菜〔生〕1 束（95g）

含醣量
1.2g

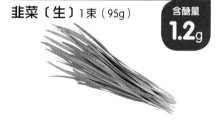

熱量	**20**kcal	鹽分	**0.0**g
蛋白質	**1.6**g	膳食纖維	**2.6**g

竹筍〔嫩莖、生〕
1/4 根（60g）

含醣量
0.9g

熱量	**16**kcal	鹽分	**0.0**g
蛋白質	**2.2**g	膳食纖維	**1.7**g

冬瓜〔生〕
（200g）

含醣量
5.0g

熱量	**32**kcal	鹽分	**0.0**g
蛋白質	**1.0**g	膳食纖維	**2.6**g

苦瓜〔生〕
1 條（190g）

含醣量
2.5g

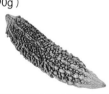

熱量	**32**kcal	鹽分	**0.0**g
蛋白質	**1.9**g	膳食纖維	**4.9**g

大白菜〔生〕
1 片（80g）

含醣量
1.6g

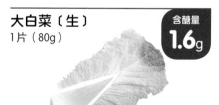

熱量	**11**kcal	鹽分	**0.0**g
蛋白質	**0.6**g	膳食纖維	**1.0**g

未滿
1
g

1
〜
3
g

3
〜
5
g

5
〜
10
g

每 100g 中，含醣量 1～3g 的食材

香芹〔葉、生〕1 棵
（5g）

含醣量
0.1g

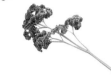

熱量	**2**kcal	鹽分	**0.0**g
蛋白質	**0.2**g	膳食纖維	**0.3**g

蜂斗菜〔葉梗、生〕
（100g）

含醣量
1.7g

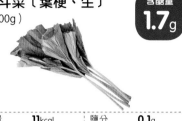

熱量	**11**kcal	鹽分	**0.1**g
蛋白質	**0.3**g	膳食纖維	**1.3**g

白蘆筍〔水煮罐頭〕
5 根（60g）

含醣量
1.6g

熱量	**13**kcal	鹽分	**0.5**g
蛋白質	**1.4**g	膳食纖維	**1.0**g

萵苣〔包心葉菜、生〕
1 片（30g）

含醣量
0.5g

熱量	**4**kcal	鹽分	**0.0**g
蛋白質	**0.2**g	膳食纖維	**0.3**g

白莖山芹菜〔葉、生〕
（40g）

含醣量
0.6g

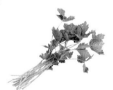

熱量	**7**kcal	鹽分	**0.0**g
蛋白質	**0.4**g	膳食纖維	**1.0**g

油菜〔花蕾、莖、生〕
（100g）

含醣量
1.6g

熱量	**33**kcal	鹽分	**0.0**g
蛋白質	**4.4**g	膳食纖維	**4.2**g

蔬菜加工食品

高菜〔鹽醃〕（50g）

含醣量
0.9g

熱量	**9**kcal	鹽分	**2.9**g
蛋白質	**1.4**g	膳食纖維	**2.6**g

野澤菜〔鹽醃〕（50g）

含醣量
0.8g

熱量	**9**kcal	鹽分	**0.8**g
蛋白質	**0.6**g	膳食纖維	**1.3**g

西式橄欖〔瓶裝〕
（40g）

含醣量
0.5g

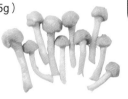

熱量	**58**kcal	鹽分	**1.4**g
蛋白質	**0.4**g	膳食纖維	**1.3**g

滑子菇〔生〕
（105g）

含醣量
2.0g

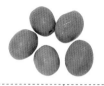

熱量	**16**kcal	鹽分	**0.0**g
蛋白質	**1.8**g	膳食纖維	**3.5**g

海藻

海帶芽〔生〕（30g）

含醣量
0.6g

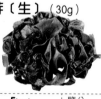

熱量	**5**kcal	鹽分	**0.5**g
蛋白質	**0.6**g	膳食纖維	**1.1**g

減醣TIP

吃醃漬物時要慎選

醃漬物若使用醃漬粉醃漬，可能會添加許多醣分，鹽分也很高，建議高血壓及心血管疾病者少吃。若增加清洗次數，可去除過多的鹽分。

菇類

香菇〔生〕1個
（25g）

含醣量
0.3g

熱量	**5**kcal	鹽分	**0.0**g
蛋白質	**0.8**g	膳食纖維	**0.9**g

鴻喜菇〔生〕2個
（70g）

含醣量
0.8g

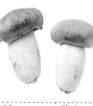

熱量	**10**kcal	鹽分	**0.0**g
蛋白質	**1.5**g	膳食纖維	**2.3**g

堅果類

松仁〔去殼〕（30g）

含醣量
0.4g

熱量	**207**kcal	鹽分	**0.0**g
蛋白質	**4.4**g	膳食纖維	**2.1**g

減醣TIP

香菇及海藻可補充纖維

香菇與海藻因富含膳食纖維，建議可每天食用。在執行減醣飲食期間，膳食纖維攝取量容易不足，因此可多吃低醣的香菇與海藻補充。

未滿1g

1〜3g

3〜5g

5〜10g

偶爾多吃也無妨！

每 100g 中，含醣量 3～5g 的食材

內臟類

牛肝〔生〕4 片
（240g）

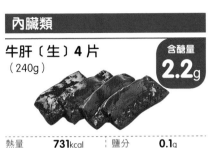

含醣量
2.2g

熱量	**731**kcal	鹽分	**0.1**g
蛋白質	**11.8**g	膳食纖維	**0.0**g

海鮮類

貝柱〔生〕7 個
（210g）

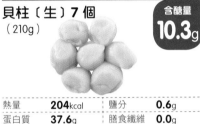

含醣量
10.3g

熱量	**204**kcal	鹽分	**0.6**g
蛋白質	**37.6**g	膳食纖維	**0.0**g

辣明太子 1 塊
（130g）

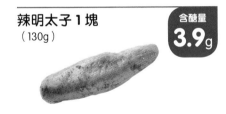

含醣量
3.9g

熱量	**164**kcal	鹽分	**7.3**g
蛋白質	**27.3**g	膳食纖維	**0.0**g

生海膽（50g）

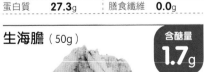

含醣量
1.7g

熱量	**60**kcal	鹽分	**0.3**g
蛋白質	**8.0**g	膳食纖維	**0.0**g

肉類加工食品

德國香腸 5 條
（100g）

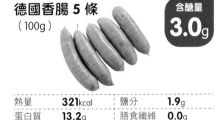

含醣量
3.0g

熱量	**321**kcal	鹽分	**1.9**g
蛋白質	**13.2**g	膳食纖維	**0.0**g

牡蠣〔養殖、生〕
1 個（80g）

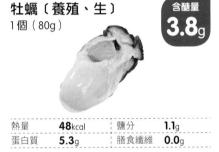

含醣量
3.8g

熱量	**48**kcal	鹽分	**1.1**g
蛋白質	**5.3**g	膳食纖維	**0.0**g

蜆〔生〕1 碗
（75g）

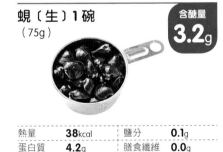

含醣量
3.2g

熱量	**38**kcal	鹽分	**0.1**g
蛋白質	**4.2**g	膳食纖維	**0.0**g

減醣TIP

貝類含鐵，可預防貧血

貝類含醣量低且含鐵質，貧血的女性可適量攝取。帶殼的蜆與花蛤雖然量少，但容易有飽足感，很適合在減肥期間食用。

肝臟、德國香腸、海鮮類、乳製品與大豆加工食品等營養價值高，且含醣量低，可安心食用。但食用時請勿搭配白飯、麵條或麵包，避免吃進過多醣分。

乳製品

鮮奶油〔乳脂肪〕
（100g）

含醣量 **3.1**g

熱量	**433**kcal	鹽分	**0.1**g
蛋白質	**2.0**g	膳食纖維	**0.0**g

大豆加工食品

高野豆腐〔凍豆腐〕
（70g）

含醣量 **2.7**g

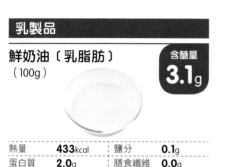

熱量	**370**kcal	鹽分	**0.7**g
蛋白質	**34.6**g	膳食纖維	**1.3**g

碎納豆（45g）

含醣量 **2.0**g

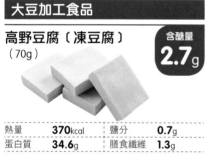

熱量	**87**kcal	鹽分	**0.0**g
蛋白質	**7.5**g	膳食纖維	**2.7**g

堅果類

南瓜籽〔去殼、調味〕
（100g）

含醣量 **4.7**g

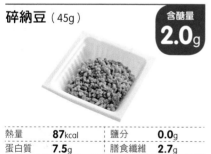

熱量	**574**kcal	鹽分	**0.1**g
蛋白質	**26.5**g	膳食纖維	**7.3**g

生優格〔全脂無糖〕
（100g）

含醣量 **4.9**g

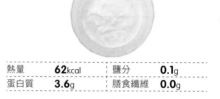

熱量	**62**kcal	鹽分	**0.1**g
蛋白質	**3.6**g	膳食纖維	**0.0**g

調味豆乳
（100ml）

含醣量 **4.5**g

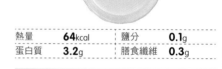

熱量	**64**kcal	鹽分	**0.1**g
蛋白質	**3.2**g	膳食纖維	**0.3**g

生豆腐皮 1 片
（30g）

含醣量 **1.0**g

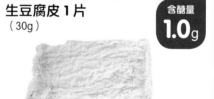

熱量	**69**kcal	鹽分	**0.0**g
蛋白質	**6.5**g	膳食纖維	**0.2**g

胡桃〔去殼〕（80g）

含醣量 **3.4**g

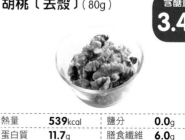

熱量	**539**kcal	鹽分	**0.0**g
蛋白質	**11.7**g	膳食纖維	**6.0**g

每 100g 中，含醣量 3～5g 的食材

蔬菜類

毛豆〔生〕
（100g）

含醣量 **3.8**g

熱量	**135**kcal	鹽分	**0.0**g
蛋白質	**11.7**g	膳食纖維	**5.0**g

大頭菜〔帶皮、生〕
（150g）

含醣量 **4.6**g

熱量	**30**kcal	鹽分	**0.0**g
蛋白質	**1.1**g	膳食纖維	**2.3**g

高麗菜〔生〕
1/8 顆（250g）

含醣量 **3.4**g

熱量	**58**kcal	鹽分	**0.0**g
蛋白質	**3.3**g	膳食纖維	**1.8**g

嫩莢豌豆〔生〕
3 個（6g）

含醣量 **0.3**g

熱量	**2**kcal	鹽分	**0.0**g
蛋白質	**0.2**g	膳食纖維	**0.2**g

生薑 1 塊（10g）

含醣量 **0.5**g

熱量	**3**kcal	鹽分	**0.0**g
蛋白質	**0.1**g	膳食纖維	**0.2**g

番茄〔生〕1 個
（195g）

含醣量 **7.2**g

熱量	**37**kcal	鹽分	**0.0**g
蛋白質	**1.4**g	膳食纖維	**2.0**g

葉蔥〔生〕（20g）

含醣量 **0.8**g

熱量	**6**kcal	鹽分	**0.0**g
蛋白質	**0.3**g	膳食纖維	**0.6**g

球芽甘藍
3 顆（45g）

含醣量 **2.0**g

熱量	**23**kcal	鹽分	**0.0**g
蛋白質	**2.6**g	膳食纖維	**2.5**g

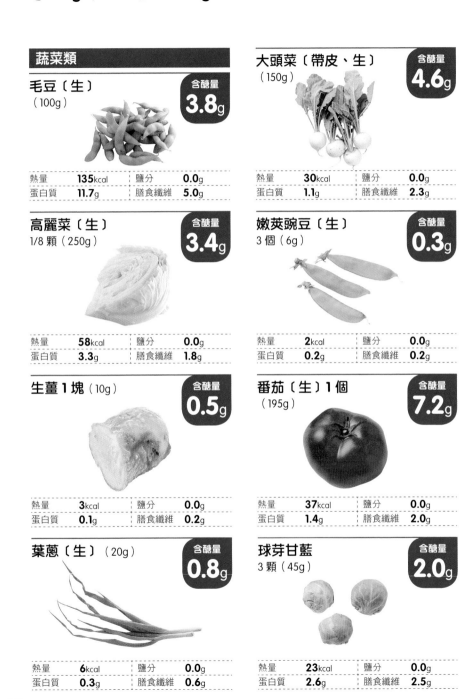

紫高麗菜〔生〕

1/2（530g）

含醣量
20.7g

熱量	**159**kcal	鹽分	**0.1**g
蛋白質	**10.6**g	膳食纖維	**14.8**g

菇類

金針菇（100g）

含醣量
3.7g

熱量	**22**kcal	鹽分	**0.0**g
蛋白質	**2.7**g	膳食纖維	**3.9**g

松茸〔生〕1個

（35g）

含醣量
1.3g

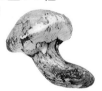

熱量	**8**kcal	鹽分	**0.0**g
蛋白質	**0.7**g	膳食纖維	**1.6**g

減醣TIP

番茄能幫助抗老

雖然番茄與葉菜類相比，含醣量較高，但內含茄紅素，茄紅素中的多酚有抗氧化作用，能幫助抗老。

分蔥〔生〕

（100g）

含醣量
4.6g

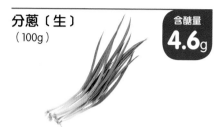

熱量	**30**kcal	鹽分	**0.0**g
蛋白質	**1.6**g	膳食纖維	**2.8**g

杏鮑菇〔生〕2個

（105g）

含醣量
3.3g

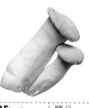

熱量	**25**kcal	鹽分	**0.0**g
蛋白質	**3.8**g	膳食纖維	**4.5**g

米湯〔白米〕

（100g）

含醣量
4.7g

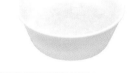

熱量	**21**kcal	鹽分	**0.0**g
蛋白質	**0.3**g	膳食纖維	**0.0**g

減醣TIP

米湯醣分少，易有飽足感

米湯是稀飯中的湯汁部分，對於正在進行減醣飲食的人來說，不能吃白飯很痛苦，因此可喝1碗左右的米湯，填充空虛的胃。

未滿1g

1～3g

3～5g

5～10g

注意別吃太多！

每 100g 中，含醣量 5～10g 的食材

肉類加工食品

牛肉乾（20g）

含醣量
1.3g

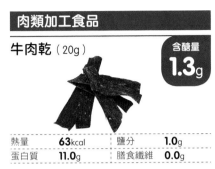

熱量	**63**kcal	鹽分	**1.0**g
蛋白質	**11.0**g	膳食纖維	**0.0**g

叉燒 1 片（20g）

含醣量
1.0g

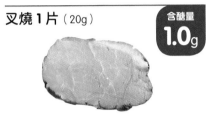

熱量	**34**kcal	鹽分	**0.5**g
蛋白質	**3.9**g	膳食纖維	**0.0**g

蒸魚板

1 條（150g）

含醣量
14.6g

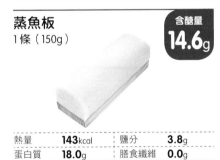

熱量	**143**kcal	鹽分	**3.8**g
蛋白質	**18.0**g	膳食纖維	**0.0**g

牛奶

牛奶（200 毫升）

含醣量
10.1g

熱量	**141**kcal	鹽分	**0.2**g
蛋白質	**7.0**g	膳食纖維	**0.0**g

法蘭克福香腸

2 根（50g）

含醣量
3.1g

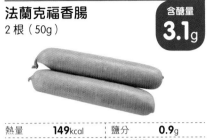

熱量	**149**kcal	鹽分	**0.9**g
蛋白質	**6.4**g	膳食纖維	**0.0**g

魚類加工食品

魚丸 3 顆（60g）

含醣量
3.9g

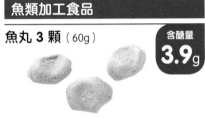

熱量	**68**kcal	鹽分	**0.9**g
蛋白質	**7.2**g	膳食纖維	**0.0**g

蛋類加工食品

厚燒蛋捲（250g）

含醣量
16.0g

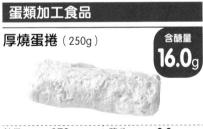

熱量	**378**kcal	鹽分	**2.8**g
蛋白質	**27.0**g	膳食纖維	**0.0**g

加工牛奶〔低脂〕

（200 毫升）

含醣量
11.6g

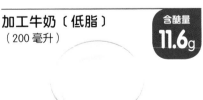

熱量	**96**kcal	鹽分	**0.4**g
蛋白質	**8.0**g	膳食纖維	**0.0**g

本篇列出的食物皆為 100g 中，含醣量介於 5～10g 的低醣食材，雖然醣量不高，但若不小心吃太多，還是容易攝取過量，食用時務必注意分量。

大豆加工食品

牽絲納豆（40g）

含醣量
2.1g

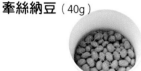

熱量	**80**kcal	鹽分	**0.0**g
蛋白質	**6.6**g	膳食纖維	**2.7**g

丹貝（250g）

含醣量
3.0g

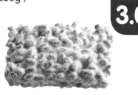

熱量	**505**kcal	鹽分	**0.0**g
蛋白質	**39.5**g	膳食纖維	**25.5**g

豆腐皮〔乾〕1片（3g）

含醣量
0.2g

熱量	**15**kcal	鹽分	**0.0**g
蛋白質	**1.6**g	膳食纖維	**0.1**g

堅果類

杏仁乾（110g）

含醣量
10.3g

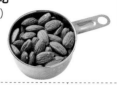

熱量	**658**kcal	鹽分	**0.0**g
蛋白質	**20.5**g	膳食纖維	**11.4**g

芝麻〔去殼〕1 大匙（9g）

含醣量
0.6g

熱量	**54**kcal	鹽分	**0.0**g
蛋白質	**1.8**g	膳食纖維	**1.1**g

乾芝麻 1 大匙（9g）

含醣量
0.7g

熱量	**52**kcal	鹽分	**0.0**g
蛋白質	**1.8**g	膳食纖維	**1.0**g

榛果〔油炸、調味〕（30g）

含醣量
2.0g

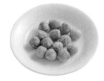

熱量	**205**kcal	鹽分	**0.0**g
蛋白質	**4.1**g	膳食纖維	**2.2**g

夏威夷果仁〔油炸、調味〕（30g）

含醣量
1.8g

熱量	**216**kcal	鹽分	**0.1**g
蛋白質	**2.5**g	膳食纖維	**1.9**g

未滿 1g

1～3g

3～5g

5～10g

每 100g 中，含醣量 5～10g 的食材

蔬菜類

紅甜椒〔生〕
1 個（35g）

含醣量
1.9g

熱量	**11**kcal	鹽分	**0.0**g
蛋白質	**0.4**g	膳食纖維	**0.6**g

黃甜椒〔生〕
1 個（35g）

含醣量
1.9g

熱量	**10**kcal	鹽分	**0.0**g
蛋白質	**0.3**g	膳食纖維	**0.5**g

京時紅蘿蔔〔帶皮、生〕
1 條（300g）

含醣量
17.1g

熱量	**132**kcal	鹽分	**0.1**g
蛋白質	**5.4**g	膳食纖維	**11.7**g

豌豆〔生〕
1 杯（110g）

含醣量
8.3g

熱量	**102**kcal	鹽分	**0.0**g
蛋白質	**7.6**g	膳食纖維	**8.5**g

牛蒡〔生〕
3 根（150g）

含醣量
14.5g

熱量	**98**kcal	鹽分	**0.1**g
蛋白質	**2.7**g	膳食纖維	**8.6**g

嫩莢豌豆〔生〕
3 條（20g）

含醣量
1.6g

熱量	**9**kcal	鹽分	**0.0**g
蛋白質	**0.6**g	膳食纖維	**0.5**g

洋蔥〔生〕
1 個（150g）

含醣量
10.8g

熱量	**56**kcal	鹽分	**0.0**g
蛋白質	**1.5**g	膳食纖維	**2.4**g

長蔥〔生〕
1 根（100g）

含醣量
5.0g

熱量	**28**kcal	鹽分	**0.0**g
蛋白質	**0.5**g	膳食纖維	**2.2**g

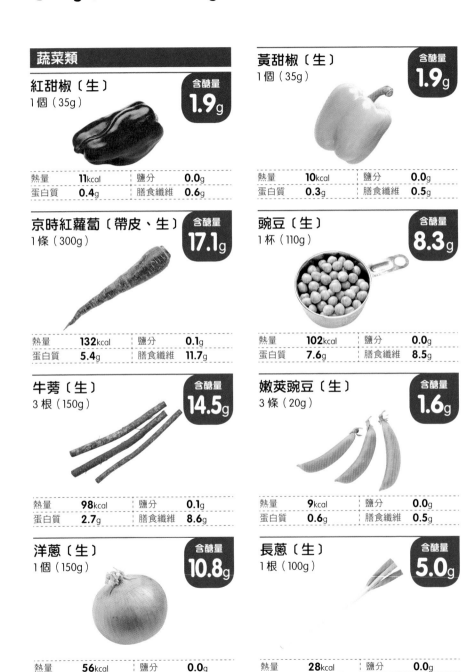

紅蘿蔔〔帶皮、生〕
1 條（125g）

含醣量
8.0g

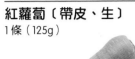

熱量	**46**kcal	鹽分	**0.1**g
蛋白質	**0.8**g	膳食纖維	**3.4**g

小番茄〔生〕
3 個（45g）

含醣量
2.6g

熱量	**13**kcal	鹽分	**0.0**g
蛋白質	**0.5**g	膳食纖維	**0.6**g

蔬菜加工食品

韓式泡菜（40g）

含醣量
2.1g

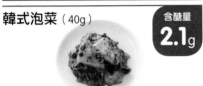

熱量	**18**kcal	鹽分	**0.9**g
蛋白質	**1.1**g	膳食纖維	**1.1**g

梅乾〔鹽醃〕
（10g）

含醣量
0.7g

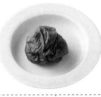

熱量	**3**kcal	鹽分	**2.2**g
蛋白質	**0.1**g	膳食纖維	**0.4**g

水果類

杏子 3 個
（150g）

含醣量
10.4g

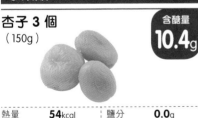

熱量	**54**kcal	鹽分	**0.0**g
蛋白質	**1.5**g	膳食纖維	**2.4**g

草莓 2 顆
（40g）

含醣量
2.8g

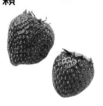

熱量	**14**kcal	鹽分	**0.0**g
蛋白質	**0.4**g	膳食纖維	**0.6**g

溫室香瓜
1/6 顆（90g）

含醣量
8.8g

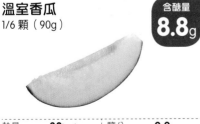

熱量	**38**kcal	鹽分	**0.0**g
蛋白質	**1.0**g	膳食纖維	**0.5**g

臭橙 1 個
（20g）

含醣量
1.7g

熱量	**5**kcal	鹽分	**0.0**g
蛋白質	**0.1**g	膳食纖維	**0.0**g

未滿 1 g

1 ～ 3 g

3 ～ 5 g

5 ～ 10 g

每 100g 中，含醣量 5～10g 的食材

葡萄柚
1 個（240g）

含醣量 21.6g

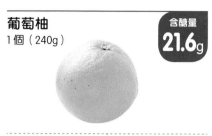

熱量	**91**kcal	鹽分	**0.0**g
蛋白質	**2.2**g	膳食纖維	**1.4**g

西瓜 1/6 顆
（500g）

含醣量 46.0g

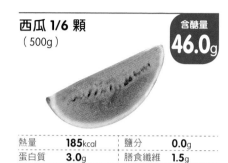

熱量	**185**kcal	鹽分	**0.0**g
蛋白質	**3.0**g	膳食纖維	**1.5**g

酢橘 1 個
（8g）

含醣量 0.5g

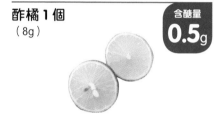

熱量	**5**kcal	鹽分	**0.0**g
蛋白質	**0.1**g	膳食纖維	**0.8**g

木瓜（400g）

含醣量 29.2g

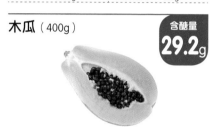

熱量	**152**kcal	鹽分	**0.1**g
蛋白質	**2.0**g	膳食纖維	**8.8**g

晚崙夏橙
1 個（180g）

含醣量 16.2g

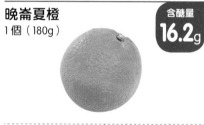

熱量	**70**kcal	鹽分	**0.0**g
蛋白質	**1.8**g	膳食纖維	**1.4**g

枇杷 3 個（120g）

含醣量 10.8g

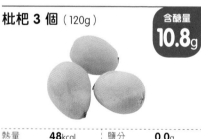

熱量	**48**kcal	鹽分	**0.0**g
蛋白質	**0.4**g	膳食纖維	**1.9**g

藍莓（80g）

含醣量 7.7g

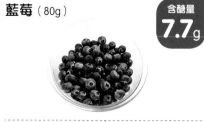

熱量	**39**kcal	鹽分	**0.0**g
蛋白質	**0.4**g	膳食纖維	**2.6**g

水蜜桃 1 個
（200g）

含醣量 17.8g

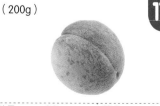

熱量	**80**kcal	鹽分	**0.0**g
蛋白質	**1.2**g	膳食纖維	**2.6**g

柚子 1 個
（50g）

含醣量 3.6g

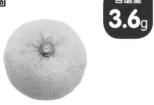

熱量	**30**kcal	鹽分	**0.0**g
蛋白質	**0.6**g	膳食纖維	**3.5**g

萊姆 1 個
（50g）

含醣量 4.6g

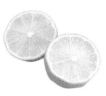

熱量	**14**kcal	鹽分	**0.0**g
蛋白質	**0.2**g	膳食纖維	**0.1**g

樹莓
（80g）

含醣量 4.4g

熱量	**33**kcal	鹽分	**0.0**g
蛋白質	**0.9**g	膳食纖維	**3.8**g

檸檬 1 個
（115g）

含醣量 8.8g

熱量	**62**kcal	鹽分	**0.0**g
蛋白質	**1.0**g	膳食纖維	**5.6**g

海藻類

海帶芽絲 1 碗
（25g）

含醣量 1.6g

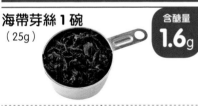

熱量	**35**kcal	鹽分	**6.0**g
蛋白質	**4.5**g	膳食纖維	**8.9**g

昆布絲 1 包
（40g）

含醣量 2.8g

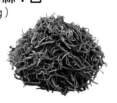

熱量	**42**kcal	鹽分	**4.4**g
蛋白質	**2.2**g	膳食纖維	**15.6**g

烤海苔 2 片（6g）

含醣量 0.5g

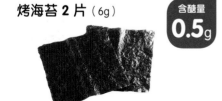

熱量	**11**kcal	鹽分	**0.1**g
蛋白質	**2.5**g	膳食纖維	**2.2**g

穀類

五分粥〔白米〕
（200g）

含醣量 15.6g

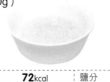

熱量	**72**kcal	鹽分	**0.0**g
蛋白質	**1.0**g	膳食纖維	**0.2**g

未滿 1g

1〜3g

3〜5g

5〜10g

調味料中的醣分&鹽分

精鹽
1 大匙（18g）

0kcal

含醣量	0.0g	鹽分	17.8g

1 小匙（6g）
0kcal

含醣量	0.0g	鹽分	5.9g

天然鹽
1 大匙（18g）

0kcal

含醣量	0.0g	鹽分	13.7g

1 小匙（6g）
0kcal

含醣量	0.0g	鹽分	4.6g

白糖
1 大匙（9g）

35kcal

含醣量	8.9g	鹽分	0.0g

1 小匙（3g）
12kcal

含醣量	3.0g	鹽分	0.0g

紅糖
1 大匙（9g）

32kcal

含醣量	8.1g	鹽分	0.0g

1 小匙（3g）
11kcal

含醣量	2.7g	鹽分	0.0g

羅漢果甜味劑
1 大匙（9g）
※血糖不會上升

0kcal

含醣量	9.0g	鹽分	0.0g

1 小匙（3g）
0kcal

含醣量	3.0g	鹽分	0.0g

味醂
1 大匙（18g）

43kcal

含醣量	7.8g	鹽分	0.0g

1 小匙（6g）
14kcal

含醣量	2.6g	鹽分	0.0g

濃醬油
1 大匙（18g）

13kcal

含醣量	1.8g	鹽分	2.6g

1 小匙（6g）
4kcal

含醣量	0.6g	鹽分	0.9g

淡醬油
1 大匙（18g）

10kcal

含醣量	1.4g	鹽分	2.9g

1 小匙（6g）
3kcal

含醣量	0.5g	鹽分	1.0g

有些調味料含醣量較高，建議使用成分單純的醬汁，是減醣飲食成功的關鍵。

生魚片醬油

1 大匙（18g）

15kcal

含醣量 **2.3**g	鹽分 **2.1**g

1 小匙（6g）
5kcal

含醣量 **0.8**g	鹽分 **0.7**g

薄鹽醬油

1 大匙（18g）

12kcal

含醣量 **1.6**g	鹽分 **1.4**g

1 小匙（6g）
4kcal

含醣量 **0.5**g	鹽分 **0.5**g

米味噌
〔淡色辣味噌〕

1 大匙（18g）

35kcal

含醣量 **3.0**g	鹽分 **2.2**g

1 小匙（6g）
12kcal

含醣量 **1.0**g	鹽分 **0.7**g

米味噌
〔紅色辣味噌〕

1 大匙（18g）

33kcal

含醣量 **3.1**g	鹽分 **2.3**g

1 小匙（6g）
11kcal

含醣量 **1.1**g	鹽分 **0.8**g

米味噌
〔甜味噌〕

1 大匙（18g）

39kcal

含醣量 **5.8**g	鹽分 **1.1**g

1 小匙（6g）
13kcal

含醣量 **1.9**g	鹽分 **0.4**g

薄鹽味噌

1 大匙（18g）

39kcal

含醣量 **4.6**g	鹽分 **0.9**g

1 小匙（6g）
13kcal

含醣量 **1.5**g	鹽分 **0.3**g

豆味噌

1 大匙（18g）

39kcal

含醣量 **1.4**g	鹽分 **2.0**g

1 小匙（6g）
13kcal

含醣量 **0.5**g	鹽分 **0.7**g

麥味噌

1 大匙（18g）

36kcal

含醣量 **4.3**g	鹽分 **1.9**g

1 小匙（6g）
12kcal

含醣量 **1.4**g	鹽分 **0.6**g

穀物醋

1 大匙（15g）

4kcal

含醣量	**0.4**g	鹽分	**0.0**g

1 小匙（5g）
1kcal

含醣量	**0.1**g	鹽分	**0.0**g

白酒醋

1 大匙（15g）

3kcal

含醣量	**0.2**g	鹽分	**0.0**g

1 小匙（5g）
1kcal

含醣量	**0.06**g	鹽分	**0.0**g

蠔油醬汁

1 大匙（19g）

20kcal

含醣量	**3.5**g	鹽分	**2.2**g

1 小匙（6g）
6kcal

含醣量	**1.1**g	鹽分	**0.7**g

大阪燒醬汁

1 大匙（20g）

25kcal

含醣量	**5.8**g	鹽分	**1.0**g

1 小匙（7g）
9kcal

含醣量	**2.0**g	鹽分	**0.4**g

伍斯特醬（辣醬油）

1 大匙（18g）
21kcal

含醣量	**4.7**g	鹽分	**1.5**g

1 小匙（6g）
7kcal

含醣量	**1.6**g	鹽分	**0.5**g

中濃醬（比伍斯特醬稍濃稠）

1 大匙（18g）
24kcal

含醣量	**5.3**g	鹽分	**1.1**g

1 小匙（6g）
8kcal

含醣量	**1.7**g	鹽分	**0.4**g

豬排醬汁

1 大匙（18g）

24kcal

含醣量	**5.4**g	鹽分	**1.0**g

1 小匙（6g）
8kcal

含醣量	**1.8**g	鹽分	**0.3**g

番茄醬

1 大匙（15g）

18kcal

含醣量	**3.8**g	鹽分	**0.5**g

1 小匙（5g）
6kcal

含醣量	**1.3**g	鹽分	**0.2**g

純番茄汁

1 大匙（15g）

6kcal

含醣量	1.2g	鹽分	極微量

1 小匙（5g）
2kcal

含醣量	0.4g	鹽分	極微量

麵露

〔無濃縮〕

1 大匙（17g）

7kcal

含醣量	1.5g	鹽分	0.6g

1 小匙（6g）
3kcal

含醣量	0.5g	鹽分	0.2g

柑橘醋醬油

1 大匙（17g）

11kcal

含醣量	2.0g	鹽分	1.5g

1 小匙（6g）
4kcal

含醣量	0.7g	鹽分	0.5g

白醬

1 杯（240g）

281kcal

含醣量	21.4g	鹽分	2.4g

1 大匙（18g）
21kcal

含醣量	1.6g	鹽分	0.2g

法式沙拉醬

1 大匙（15g）

61kcal

含醣量	0.9g	鹽分	0.5g

1 小匙（5g）
20kcal

含醣量	0.3g	鹽分	0.2g

美乃滋

1 大匙（12g）

80kcal

含醣量	0.5g	鹽分	0.3g

1 小匙（4g）
27kcal

含醣量	0.2g	鹽分	0.1g

壽喜燒醬汁

1 大匙（18g）

28kcal

含醣量	6.3g	鹽分	1.0g

1 小匙（6g）
9kcal

含醣量	2.1g	鹽分	0.3g

燒肉醬汁

〔甜味〕

1 大匙（17g）

21kcal

含醣量	4.4g	鹽分	0.9g

1 小匙（6g）
8kcal

含醣量	1.6g	鹽分	0.3g

含醣量高，要控制分量的食物①

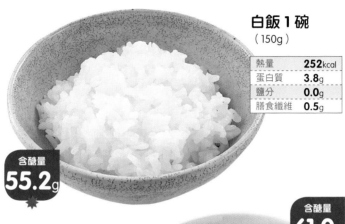

白飯 1 碗
（150g）

熱量	252kcal
蛋白質	3.8g
鹽分	0.0g
膳食纖維	0.5g

含醣量
55.2g

含醣量
61.0g

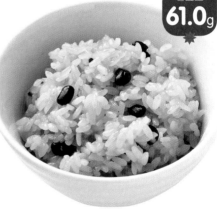

紅豆飯 1 碗
（150g）

熱量	284kcal
蛋白質	5.9g
鹽分	0.0g
膳食纖維	2.6g

減醣TIP

想減醣，
主食一定要減量

若想減醣，首先要減少米飯的攝取量。發芽糙米或糙米飯，雖然富含維他命及礦物質，對健康有益，但一不小心就容易攝取過量的醣分，請控制分量。此外，紅豆飯與日式年糕等食物的卡路里及醣分也很高，需特別注意。

主食篇 白飯、年糕

發芽糙米飯 1 碗
（150g）

熱量	**244**kcal
蛋白質	**4.8**g
鹽分	**0.0**g
膳食纖維	**2.3**g

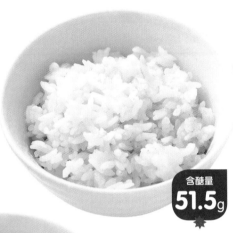

含醣量
51.5g

含醣量
51.3g

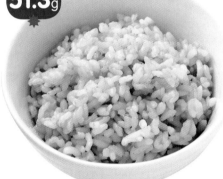

糙米飯 1 碗
（150g）

熱量	**248**kcal
蛋白質	**4.2**g
鹽分	**0.0**g
膳食纖維	**2.1**g

含醣量
24.8g

日式年糕 1 塊
（50g）

熱量	**118**kcal
蛋白質	**2.1**g
鹽分	**0.0**g
膳食纖維	**0.4**g

含醣量高，要控制分量的食物②

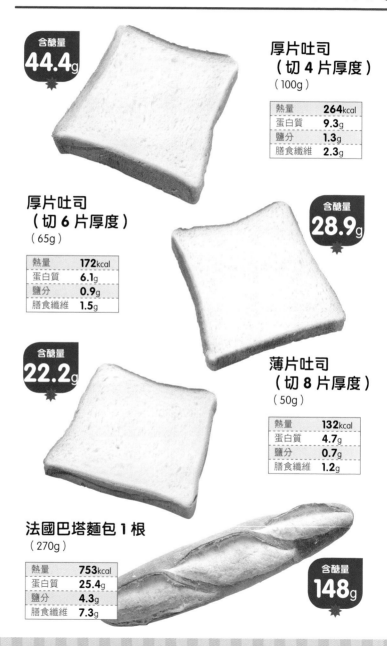

含醣量
44.4g

厚片吐司
（切 4 片厚度）
（100g）

熱量	**264**kcal
蛋白質	**9.3**g
鹽分	**1.3**g
膳食纖維	**2.3**g

厚片吐司
（切 6 片厚度）
（65g）

熱量	**172**kcal
蛋白質	**6.1**g
鹽分	**0.9**g
膳食纖維	**1.5**g

含醣量
28.9g

含醣量
22.2g

薄片吐司
（切 8 片厚度）
（50g）

熱量	**132**kcal
蛋白質	**4.7**g
鹽分	**0.7**g
膳食纖維	**1.2**g

法國巴塔麵包 1 根
（270g）

熱量	**753**kcal
蛋白質	**25.4**g
鹽分	**4.3**g
膳食纖維	**7.3**g

含醣量
148g

主食篇 麵包

奶油餐包 1 個
（30g）

熱量	**95**kcal
蛋白質	**3.0**g
鹽分	**0.4**g
膳食纖維	**0.6**g

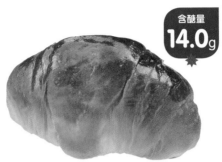

含醣量
14.0g

含醣量
16.9g

牛角麵包 1 個
（40g）

熱量	**179**kcal
蛋白質	**3.2**g
鹽分	**0.5**g
膳食纖維	**0.7**g

葡萄麵包 1 個
（40g）

熱量	**108**kcal
蛋白質	**3.3**g
鹽分	**9.6**g
膳食纖維	**0.9**g

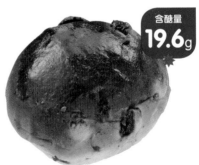

含醣量
19.6g

法式長棍麵包 1 根
（250g）

熱量	**698**kcal
蛋白質	**23.5**g
鹽分	**4.0**g
膳食纖維	**6.8**g

含醣量
137g

含醣量高，要控制分量的食物③

快煮蕎麥麵 1 人份
（160g）

熱量	**211**kcal
蛋白質	**7.7**g
鹽分	**0.0**g
膳食纖維	**3.2**g

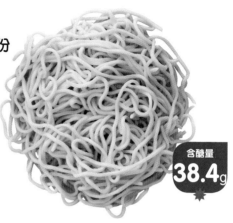

含醣量
38.4g

含醣量
45.7g

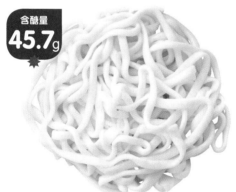

快煮烏龍麵 1 人份
（220g）

熱量	**231**kcal
蛋白質	**5.7**g
鹽分	**0.7**g
膳食纖維	**1.8**g

含醣量
31.2g

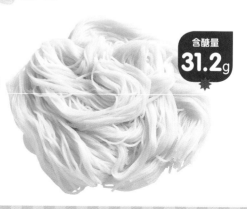

快煮素麵 1 人份
（125g）

熱量	**159**kcal
蛋白質	**4.4**g
鹽分	**0.3**g
膳食纖維	**1.1**g

主食篇　麵、冬粉

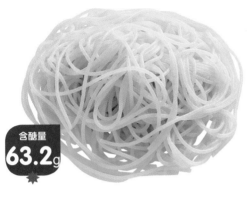

快煮義大利麵 1 人份
（235g）

含醣量
63.2g

熱量	**350**kcal
蛋白質	**12.2**g
鹽分	**0.9**g
膳食纖維	**3.5**g

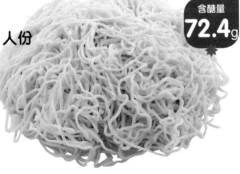

中華麵（生）1 人份
（135g）

含醣量
72.4g

熱量	**379**kcal
蛋白質	**11.6**g
鹽分	**1.4**g
膳食纖維	**2.8**g

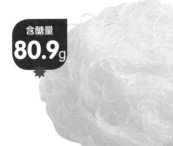

含醣量
80.9g

快煮冬粉 1 把
（250g）

熱量	**345**kcal
蛋白質	**0.2**g
鹽分	**0.0**g
膳食纖維	**3.7**g

Part 2

常吃的食物，
營養成分大解析！
〔單品料理篇〕

平常吃的各式單品料理中，含醣量是多少呢？

為了方便各位挑選及計算，本篇料理將分為三種來介紹，包括：

含醣量在5g以下的『低醣料理』，

含醣量在15g以下的『減重料理』，

含醣量在45g以下的『體重維持料理』。

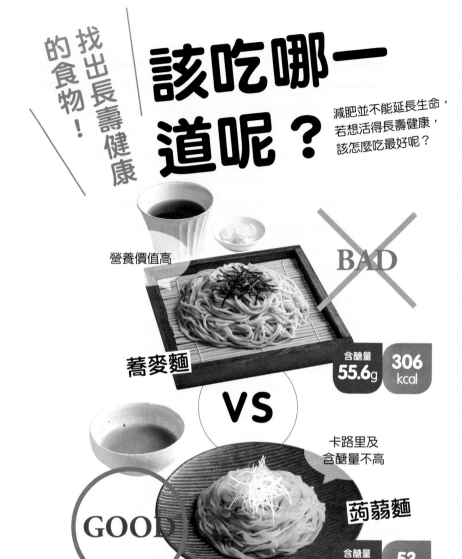

該吃哪一道呢？

減肥並不能延長生命，若想活得長壽健康，該怎麼吃最好呢？

營養價值高

BAD

蕎麥麵

含醣量 **55.6**g | **306** kcal

VS

卡路里及含醣量不高

蒟蒻麵

GOOD

含醣量 **8.5**g | **53** kcal

蕎麥麵含大量醣分，易使血糖飆升

蕎麥麵含有豐富的抗氧化物質，是一種多酚，能預防高血壓等生活習慣病，故常被當作是健康食品的代表，但是請別忘記，麵類均含有大量醣分，吃完蕎麥麵後，血糖很容易因此飆升，當麵類中的醣分與蛋白質結合後，便會產生最終糖化物質AGE。因此，不妨改以低醣、低卡的蒟蒻麵為主食，不會使AGE增加，並建議搭配豐盛的蔬菜食用，美味又健康。

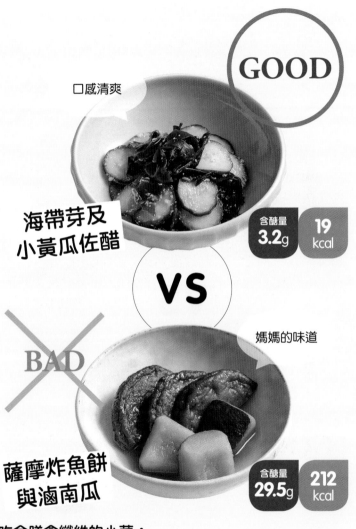

口感清爽

GOOD

海帶芽及
小黃瓜佐醋

含醣量 **3.2g** | **19** kcal

VS

媽媽的味道

BAD

薩摩炸魚餅
與滷南瓜

含醣量 **29.5g** | **212** kcal

多吃含膳食纖維的小菜；
魚漿製品因醣分高，要少吃

　　蔬菜、海藻與菇類因富含膳食纖維，最適合當作配菜食用；以醋醃漬的食物則能幫助減少鹽分的攝取量。薩摩炸魚餅是一種魚漿製品，製作時為了黏合成形，會使用小麥粉，因此除了蛋白質外，鹽分、醣分也很高，雖然搭配富含膳食纖維的南瓜，但醣分還是不少，食用時必須注意分量，避免吃過量導致高血糖。

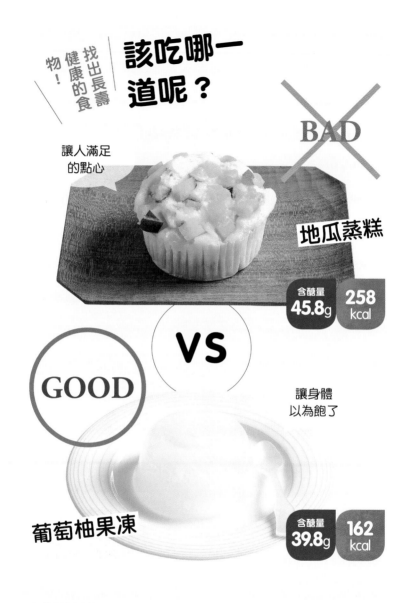

該吃哪一道呢？

BAD

讓人滿足
的點心

地瓜蒸糕

含醣量 **45.8**g | **258** kcal

VS

GOOD

讓身體
以為飽了

葡萄柚果凍

含醣量 **39.8**g | **162** kcal

高纖地瓜及低卡葡萄袖果凍，
哪一個可多吃？

　　地瓜蒸糕雖然富含膳食纖維，但醣分也不少，食用時必須多注意。此外，葡萄柚果凍因含有維他命C，具有抗氧化作用，能幫助抗老化，購買時記得選擇砂糖用量少且手工製作的產品，就能適量食用。

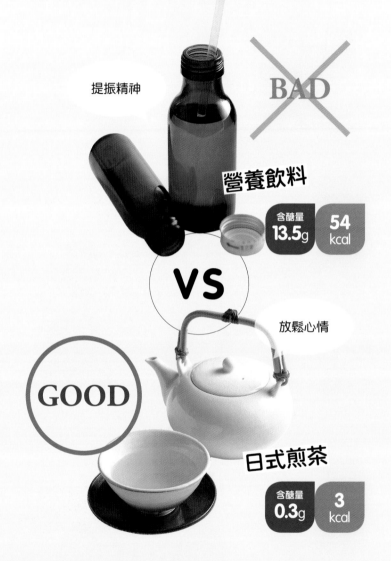

提振精神

BAD

營養飲料

含醣量 **13.5**g | **54** kcal

VS

放鬆心情

GOOD

日式煎茶

含醣量 **0.3**g | **3** kcal

營養飲料能消除疲勞？其實要少喝

夏天時因氣溫高，容易疲勞，免不了想喝營養飲料提神，但仔細看成分會發現內含大量醣分。近年來更出現不少添加高咖啡因的產品，食用過量反而會導致咖啡因中毒，甚至死亡，非常危險。相反地，日式煎茶含丹寧酸及兒茶素，雖帶有苦味但有殺菌、抗氧化及抑制血糖上升的作用，多喝可延年益壽，推薦給大家。

長壽的祕訣是？

微胖不健康？
偏瘦才健康？
不妨來看看美國、歐洲及
日本的死亡率比較表吧！

偏瘦

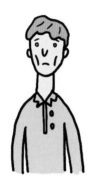
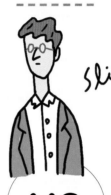
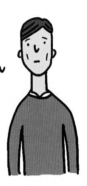

Slim

VS

微胖

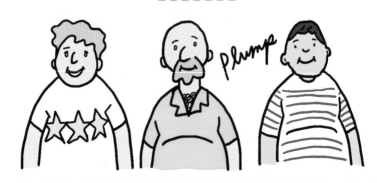

plump

肥胖、心肌梗塞及代謝症候群，都是由醣分引起

　　美國政府為了減少死亡率第一的心肌梗塞罹患率，以減少膽固醇為由，提倡減少脂肪的攝取量，結果，壽司等日本料理因低脂，反而變得熱賣，雖然脂肪攝取量減少了，碳水化合物及熱量卻增加了。現在的美國，BMI值超過 30 的男女高達 35%（統計期間 2007～2010 年），糖尿病的人口總數則與日本差不多，約為 12%（統計期間 2009～2012 年）。

　　不過，近年來已有許多研究指出，膽固醇與中性脂肪並不會提高心肌梗塞的罹患率，也間接證實「過量攝取醣分」才是肥胖的主因，還會提高心肌梗塞與糖尿病的罹病率。

BMI值在 25～26 間並不胖，
不需刻意減少膽固醇或脂肪的攝取

　　對 40 歲以上，約 2 萬 2 千名日本人進行平均 7.5 年的追蹤調查後發現，BMI值在 25～26 之間的人，死亡率最低。以日本肥胖學會的標準，即「BMI25 以上是肥胖」來說，這個範圍內的人們屬於肥胖族，是需要治療的對象，但是對照國際標準，即「BMI30 以上是肥胖」來說，只能算是微胖而已。

　　由於日本的肥胖標準並沒有科學上的根據，因此就算BMI值達到 25，也沒有必要減少攝取卡路里、脂肪與膽固醇，反而為了預防糖尿病，要盡早開始減醣飲食較好。

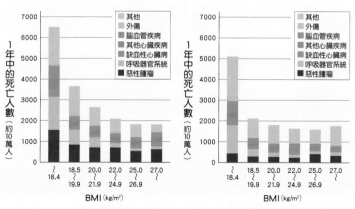

BMI（身體質量指數）＝ 體重（kg）÷ 身高（m）÷ 身高（m）

■日本的BMI指數與死亡率關係圖（左：男性，右：女性）

（大櫛陽一《「稍微肥一點」不要緊》PHP 研究所，2008 年）

該吃哪一道呢？

草食系

粗茶淡飯就能長壽？

含醣量 **61.4**g | **516** kcal

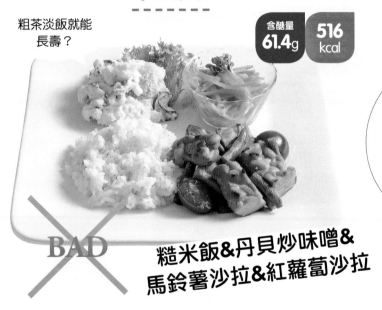

BAD

糙米飯&丹貝炒味噌&
馬鈴薯沙拉&紅蘿蔔沙拉

粗茶淡飯能防癌且長壽，是沒有根據的說法

　　不少人認為只要粗茶淡飯就能夠預防癌症，並健康長壽。因此餐點以米飯為主，並搭配薯類、蔬菜、豆類的草食系族群越來越多，他們深信這種說法而幾乎不吃肉。雖然肉類中的高膽固醇令人憂心，但是，一旦血液中的膽固醇越低，因癌症、肺炎或腦中風而死的機率就越高，這樣的說法也已得到證實。

只吃蔬菜、豆類、薯類及穀物類的草食族，及大口吃肉的肉食族，哪一種人才能長壽健康呢？常聽說「健康長壽＝粗茶淡飯」，但是，也有不少長壽者信奉大口吃肉。

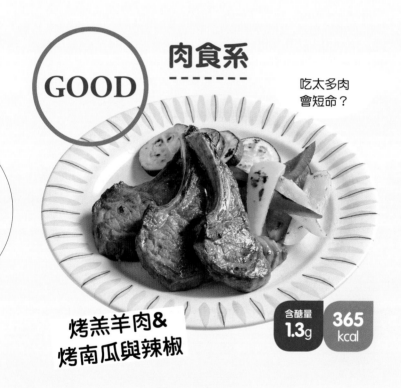

GOOD

肉食系

吃太多肉會短命？

烤羔羊肉&
烤南瓜與辣椒

含醣量 **1.3**g

365 kcal

開始吃肉後，日本人連壽命都變長了！

　　以前的日本人多粗茶淡飯，結果因腦中風而死的案例非常多，因為一旦血液中的膽固醇變少，血管就會變脆弱，容易引發腦中風。自從養成吃肉的習慣後，因罹患腦中風或細菌病毒感染疾病而死的機率變少了，壽命不斷延長。在西元 1955～1965 年間的高度經濟成長期，日本人的飲食習慣開始變成均衡攝取肉、魚、豆類與蔬菜類，平均壽命更從 50 歲延長到與歐美差不多的 70 歲，變成長壽一族。（編按：壽命的延長尚包括其他因素，如醫療技術的進步等）

1天的醣分攝取量，
控制在 15g 以下最理想！

糖尿病友及想瘦下來的人只要持續吃低醣料理，就能使體內產生酮體，進而讓因罹患糖尿病而使胰島素分泌量減少的病友們，血糖控制良好，並將每餐的含醣量控制在 5g 以下。（編按：體內酮體過多會產生酮酸中毒，請勿在無專業醫師指導下，長期執行此計畫）

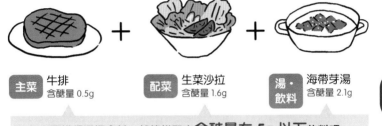

| 主菜 | 牛排
含醣量 0.5g | + | 配菜 | 生菜沙拉
含醣量 1.6g | + | 湯・飲料 | 海帶芽湯
含醣量 2.1g | 含醣量合計 **4.2g** |

只要懂得選擇食材，就能搭配出含醣量在 5g 以下的料理

【菜單的搭配重點】

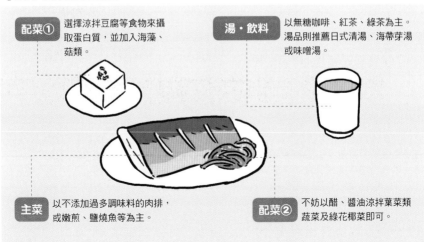

配菜① 選擇涼拌豆腐等食物來攝取蛋白質，並加入海藻、菇類。

湯・飲料 以無糖咖啡、紅茶、綠茶為主。湯品則推薦日式清湯、海帶芽湯或味噌湯。

主菜 以不添加過多調味料的肉排，或嫩煎、鹽燒魚等為主。

配菜② 不妨以醋、醬油涼拌葉菜類蔬菜及綠花椰菜即可。

低醣料理

早上吃蛋類料理，
中午及晚上吃肉、魚料理

若食用低醣料理，早上建議以蛋料理、中午及晚上以肉類或魚料理為主食，並搭配葉菜類蔬菜、綠花椰菜、酪梨等；湯品可選擇以蔬菜及海藻為主的湯，延續飽足感。早餐及午餐後可喝一杯無糖咖啡或紅茶；晚上則可喝無醣啤酒、日式燒酒、威士忌或熟成葡萄酒等。（編按：已確診的糖尿病友若要採用低醣飲食，請在醫師同意下進行，避免危及生命）

【1天的菜單範例】

	早上	中午	晚上
主菜	水煮蛋 含醣量 0.2g	鹽燒青花魚 含醣量 0.5g	嫩煎雞肉 含醣量 0.2g
配菜	炒青菜 含醣量 1.5g	韓式涼拌小菜拼盤 含醣量 1.4g ＋ 涼拌豆腐 含醣量 3.0g	薄切生肉 含醣量 2.8g ＋ 生菜沙拉 含醣量 1.6g
湯·飲料	味噌蜆湯 含醣量 3.5g	綠茶 含醣量 0.1g	無醣啤酒 含醣量 0g
	早餐含醣量 合計 **5.2**g	早餐含醣量 合計 **5.2**g	早餐含醣量 合計 **5.2**g

含醣量合計
14.8g

▶ **主菜**選擇單品料理，並以**低醣食物**為配菜（見 P.90～95）是重點！

含醣量低於 5g 的單品料理

肉類料理

牛排
（里肌牛排肉1片／140g）

含醣量
0.5g

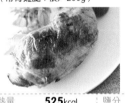

熱量	**459**kcal	鹽分	**0.5**g
蛋白質	**25.9**g	膳食纖維	**0.0**g

嫩煎雞肉
（雞腿肉 1/2 塊／140g）

含醣量
0.2g

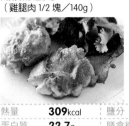

熱量	**309**kcal	鹽分	**0.4**g
蛋白質	**22.7**g	膳食纖維	**0.0**g

烤雞
（帶骨雞腿1根／200g）

含醣量
1.2g

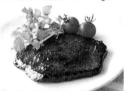

熱量	**525**kcal	鹽分	**2.7**g
蛋白質	**32.6**g	膳食纖維	**0.2**g

嫩煎豬肉
（豬里肌肉1片／100g）

含醣量
1.8g

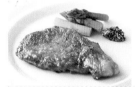

熱量	**300**kcal	鹽分	**0.4**g
蛋白質	**19.5**g	膳食纖維	**0.1**g

照燒牛排
（牛排用牛腿肉1片／140g）

含醣量
3.2g

熱量	**385**kcal	鹽分	**1.8**g
蛋白質	**30.4**g	膳食纖維	**0.0**g

雞丸子
（雞絞肉 75g、紅蘿蔔 15g、長蔥 10g）

含醣量
4.7g

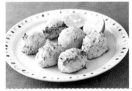

熱量	**194**kcal	鹽分	**0.9**g
蛋白質	**18.3**g	膳食纖維	**0.9**g

減醣TIP

調味料只使用鹽、胡椒

料理低醣食材時，要盡量選擇低醣的調味料，最推薦使用鹽及胡椒粉調味，能吃到食材本身的原味。

減醣TIP

肉類含醣量低，可常吃

因為覺得肉類「高脂、高熱量」，所以絕不吃肉，是完全錯誤的觀念。絕大部分的肉類，每 100g 中的含醣量不到 1g，因此，適量吃肉也能安心。

本篇收錄含醣量低於 5g，糖尿病友也能安心吃的低醣餐，建議可取代一般的主食或搭配其他低醣食物，讓減醣生活更輕鬆。

魚類料理

鹽燒青花魚
（青花魚1塊／90g）

含醣量
0.5g

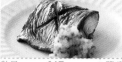

熱量	**167**kcal	鹽分	**1.3**g
蛋白質	**17.0**g	膳食纖維	**0.7**g

法式奶油煎鮭魚
（生鮭魚〈切塊〉1塊／120g）

含醣量
2.6g

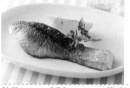

熱量	**250**kcal	鹽分	**0.8**g
蛋白質	**31.9**g	膳食纖維	**0.1**g

燉金目鯛
（金目鯛塊／100g）

含醣量
4.8g

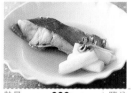

熱量	**203**kcal	鹽分	**1.2**g
蛋白質	**18.5**g	膳食纖維	**1.4**g

減醣TIP

魚料理中，烤魚最健康

想吃魚時，建議選擇調味單純的烤魚，含醣量較低。此外，燉魚料理會入砂糖與味醂調味；炸魚則使用小麥粉或麵包粉當外皮，含醣量高，一定要少吃。

鹽燒竹筴魚
（竹筴魚1條／70g）

含醣量
0.7g

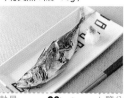

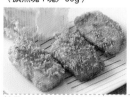

熱量	**92**kcal	鹽分	**1.6**g
蛋白質	**15.1**g	膳食纖維	**0.7**g

薄切生肉
（生鯛魚片75g、黑橄欖1顆、小蕃薯1～2顆，約15～30g）

含醣量
2.8g

熱量	**244**kcal	鹽分	**0.4**g
蛋白質	**16.7**g	膳食纖維	**0.7**g

炸旗魚
（旗魚塊1塊／80g）

含醣量
4.8g

熱量	**273**kcal	鹽分	**0.6**g
蛋白質	**20.0**g	膳食纖維	**0.2**g

減醣TIP

「生魚片」不會使身體糖化

由糖分與蛋白質結合而成的AGE，即最終糖化蛋白，是造成身體「糖化」的原因。因此，為了健康著想，想吃魚時請改吃生魚片，醣分含量較少。

單品料理

低醣料理（含醣量5g以下）

減重料理（含醣量15g以下）

體重維持料理（含醣量45g以下）

低醣料理（含醣量在 5g 以下）

蛋類料理

荷包蛋
（雞蛋1顆／60g）

含醣量
0.2g

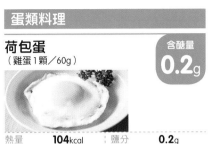

熱量	**104**kcal	鹽分	**0.2**g
蛋白質	**6.2**g	膳食纖維	**0.0**g

水煮蛋
（雞蛋1顆／60g）

含醣量
0.2g

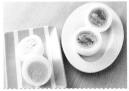

熱量	**76**kcal	鹽分	**0.2**g
蛋白質	**6.2**g	膳食纖維	**0.0**g

日式歐姆蛋包
（雞蛋 2 顆／120g）

含醣量
1.8g

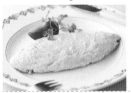

熱量	**260**kcal	鹽分	**1.6**g
蛋白質	**13.4**g	膳食纖維	**0.0**g

日式煎蛋捲
（雞蛋 2 顆／120g）

含醣量
3.6g

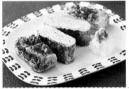

熱量	**204**kcal	鹽分	**1.5**g
蛋白質	**12.5**g	膳食纖維	**0.0**g

茶碗蒸
（雞蛋1顆／60g、雞脯肉1條／50g、蝦子 4 隻／20g）

含醣量
5.0g

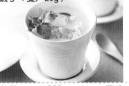

熱量	**121**kcal	鹽分	**1.6**g
蛋白質	**16.0**g	膳食纖維	**0.6**g

減醣TIP

蛋不會使膽固醇飆高

一星期完全不吃雞蛋的人，與平均吃 21 顆的人相比，其血液中的 LDL-C（低密度脂蛋白膽固醇）平均值幾乎沒有不同。因此，偶爾多吃一點也無妨。

豆腐料理

皮蛋豆腐
（絹豆腐75g、皮蛋 25g）

含醣量
2.8g

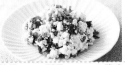

熱量	**137**kcal	鹽分	**1.2**g
蛋白質	**8.9**g	膳食纖維	**0.7**g

涼拌豆腐
（木綿豆腐150g、長蔥 30g）

含醣量
3.0g

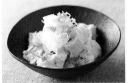

熱量	**176**kcal	鹽分	**0.2**g
蛋白質	**11.2**g	膳食纖維	**1.2**g

豆腐番茄沙拉
（絹豆腐 75g、蕃茄 1/2 顆／65g）

含醣量
3.4g

熱量	**94**kcal	鹽分	**0.5**g
蛋白質	**5.5**g	膳食纖維	**1.1**g

湯豆腐
（木綿豆腐 1/2 塊／150g）

含醣量
4.0g

熱量	**138**kcal	鹽分	**3.4**g
蛋白質	**13.3**g	膳食纖維	**1.4**g

副菜類

韓式涼拌菜拼盤
（小松菜 50g、豆芽菜 1/4 包／45g）

含醣量
1.4g

熱量	**44**kcal	鹽分	**0.3**g
蛋白質	**3.1**g	膳食纖維	**2.6**g

炒青菜
（青江菜 150g）

含醣量
1.5g

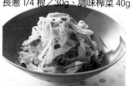

熱量	**44**kcal	鹽分	**0.5**g
蛋白質	**1.0**g	膳食纖維	**1.9**g

生菜沙拉
（萵苣 1/8 顆／45g、水芹 1 根／15g、
小黃瓜 1/4 根／60g）

含醣量
1.6g

熱量	**105**kcal	鹽分	**0.6**g
蛋白質	**0.9**g	膳食纖維	**1.2**g

涼拌雞肉
（雞胸肉 1/2 片／135g、
長蔥 1/4 根／30g、調味榨菜 40g）

含醣量
1.1g

熱量	**288**kcal	鹽分	**3.1**g
蛋白質	**26.9**g	膳食纖維	**1.3**g

小松菜與炸豆皮
（小松菜 75g、油炸豆皮 1 片／15g）

含醣量
2.5g

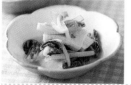

熱量	**74**kcal	鹽分	**0.9**g
蛋白質	**4.0**g	膳食纖維	**1.5**g

減醣TIP

大口吃肉時，記得配蔬菜

大口吃魚肉時，要搭配低醣且富含
維他命與礦物質的蔬菜，如青菜、
芽菜等。此外，料理青菜時建議使
用水煮，才能安心食用。

低醣料理（含醣量在 5g 以下）

小黃瓜沙拉
（小黃瓜 1 根／100g、洋蔥 15g）

含醣量
3.2g

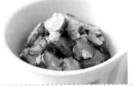

熱量	**132**kcal	鹽分	**0.7**g
蛋白質	**1.1**g	膳食纖維	**1.3**g

水煮豬肉沙拉
（薄切豬肉 50g、番茄 1/2 顆／75g、綠花椰菜 80g）

含醣量
4.2g

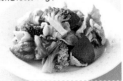

熱量	**183**kcal	鹽分	**1.0**g
蛋白質	**11.9**g	膳食纖維	**2.5**g

烤茄子
（茄子 1.5 根／105g）

含醣量
3.5g

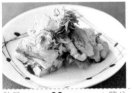

熱量	**28**kcal	鹽分	**0.3**g
蛋白質	**1.6**g	膳食纖維	**2.8**g

燉鹿尾菜
（鹿尾菜芽〈乾燥〉10g、紅蘿蔔 15g）

含醣量
3.8g

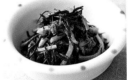

熱量	**62**kcal	鹽分	**1.8**g
蛋白質	**2.5**g	膳食纖維	**3.7**g

涼拌小黃瓜章魚醋
（小黃瓜 1/2 條／50g、水煮章魚 50g）

含醣量
3.3g

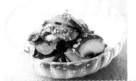

熱量	**68**kcal	鹽分	**1.2**g
蛋白質	**11.5**g	膳食纖維	**0.8**g

燉高野豆腐
（高野豆腐 2 塊／35g）

含醣量
4.5g

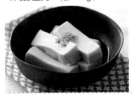

熱量	**123**kcal	鹽分	**1.3**g
蛋白質	**9.6**g	膳食纖維	**0.3**g

涼拌芝麻四季豆
（四季豆莢 75g）

含醣量
4.9g

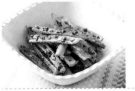

熱量	**105**kcal	鹽分	**0.9**g
蛋白質	**4.5**g	膳食纖維	**3.4**g

涼拌菠菜
（菠菜 75g）

含醣量
3.0g

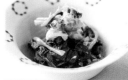

熱量	**44**kcal	鹽分	**1.3**g
蛋白質	**4.7**g	膳食纖維	**2.1**g

花蛤清湯
（帶殼花蛤 100g）

含醣量
0.5g

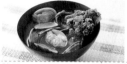

| 熱量 | **15**kcal | 鹽分 | **1.2**g |
| 蛋白質 | **2.9**g | 膳食纖維 | **0.3**g |

青菜麵筋湯
（山芹菜 3 根／5g、麵筋適量）

含醣量
2.9g

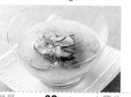

| 熱量 | **22**kcal | 鹽分 | **0.7**g |
| 蛋白質 | **1.8**g | 膳食纖維 | **0.3**g |

海帶芽湯
（鹽漬海帶芽 10g、長蔥 1/4 根 30g）

含醣量
2.1g

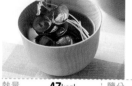

| 熱量 | **17**kcal | 鹽分 | **0.9**g |
| 蛋白質 | **0.6**g | 膳食纖維 | **1.0**g |

小黃瓜冷湯
（小黃瓜 1 根／50g）

含醣量
2.3g

| 熱量 | **39**kcal | 鹽分 | **1.0**g |
| 蛋白質 | **1.6**g | 膳食纖維 | **1.3**g |

味噌蜆湯
（蜆〈帶殼〉100g）

含醣量
3.5g

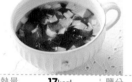

| 熱量 | **47**kcal | 鹽分 | **1.5**g |
| 蛋白質 | **3.6**g | 膳食纖維 | **0.6**g |

海帶芽豆腐味噌湯
（鹽漬海帶芽 5g、木綿豆腐 75g）

含醣量
3.8g

| 熱量 | **68**kcal | 鹽分 | **1.6**g |
| 蛋白質 | **5.3**g | 膳食纖維 | **1.6**g |

泰式酸辣湯
（蝦子 3 隻／30g、杏鮑菇 50g）

含醣量
4.0g

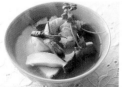

| 熱量 | **58**kcal | 鹽分 | **2.4**g |
| 蛋白質 | **10.1**g | 膳食纖維 | **2.4**g |

日式蔬菜豆腐煮
（木綿豆腐 75g、牛蒡 35g）

含醣量
5.0g

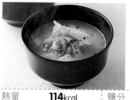

| 熱量 | **114**kcal | 鹽分 | **1.1**g |
| 蛋白質 | **6.8**g | 膳食纖維 | **2.5**g |

1天的醣分攝取量，
控制在 **45g** 以下最理想！

為了減重或預防糖尿病，我推薦1天醣分攝取量在45g以下的減重料理，由於含醣量較高，比低醣飲食容易執行，故能輕鬆實踐。想要慢慢且不勉強地，多花點時間減輕體重時，不妨每天依照本篇的減重料理進食吧！

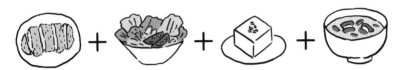

| 主菜 | 炸豬排
含醣量 5.8g | 配菜 | 生菜沙拉
含醣量 1.6g | 配菜 | 涼拌豆腐
含醣量 3.0g | 湯・飲料 | 味噌蜆湯
含醣量 3.5g | 含醣量
合計
13.9g |

只要懂得選擇食材，就能搭配出**含醣量在 15g 以下**的料理

【 菜單的搭配重點 】

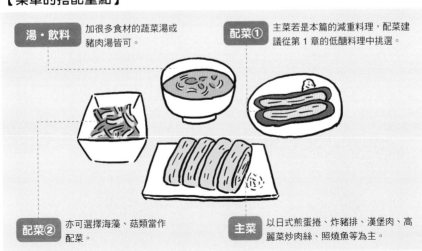

湯・飲料 加很多食材的蔬菜湯或豬肉湯皆可。

配菜① 主菜若是本篇的減重料理，配菜建議從第1章的低醣料理中挑選。

配菜② 亦可選擇海藻、菇類當作配菜。

主菜 以日式煎蛋捲、炸豬排、漢堡肉、高麗菜炒肉絲、照燒魚等為主。

糖尿病的減重料理

只要不吃主食，
漢堡肉、炸豬排、燉魚等都可吃！

減重料理是去除主食，將每一餐的醣量控制在 15g 以下。因此，使用麵包粉的炸豬排、炸肉餅等油炸物，或紅燒豬肉與燉魚等燉滷料理，及使用味醂與砂糖調味的料理，都是可以吃的食物。不過，記得別喝湯汁。若是在家料理，記得用羅漢果甜味劑取代砂糖或味醂調味，避免醣分過多。

【1 天的菜單範例】

	早上	中午	晚上
主菜	日式高湯煎蛋卷 含醣量 5.3g	高麗菜炒肉絲 含醣量 7.8g	漢堡肉 含醣量 5.3g
配菜	小松菜與炸豆皮浸高湯 含醣量 2.5g + 烤茄子 含醣量 3.5g	涼拌豆腐 含醣量 3.0g	小黃瓜沙拉 含醣量 3.2g
湯·飲料	花蛤湯 含醣量 0.5g	海帶芽湯 含醣量 2.1g	日式蔬菜豆腐雜煮 含醣量 5.0g
	早餐含醣量 合計 **11.8**g	早餐含醣量 合計 **12.9**g	早餐含醣量 合計 **13.5**g

含醣量合計
38.2g

▶ 菜單中列出的部分餐點請參考 P.98～102 的減重料理，
其他請參考 P.90～95 的低醣料理！

含醣量低於 15g 的單品料理

肉類料理

肉餡糕
（綜合絞肉 100g、鵪鶉蛋 3 顆／90g）

含醣量 5.6g

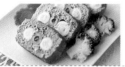

熱量	**399**kcal	鹽分	**1.9**g
蛋白質	**24.7**g	膳食纖維	**0.9**g

漢堡肉
（牛絞肉 30g、豬絞肉 70g）

含醣量 5.3g

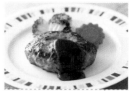

熱量	**299**kcal	鹽分	**1.1**g
蛋白質	**21.3**g	膳食纖維	**0.5**g

青椒肉絲
（薄切牛腿肉 75g、青椒 2 個／40g）

含醣量 8.0g

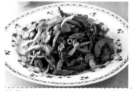

熱量	**239**kcal	鹽分	**1.9**g
蛋白質	**17.8**g	膳食纖維	**2.0**g

高麗菜炒肉絲
（薄切豬五花肉 50g、高麗菜 150g）

含醣量 7.8g

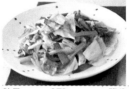

熱量	**271**kcal	鹽分	**0.4**g
蛋白質	**9.4**g	膳食纖維	**3.8**g

肉豆腐
（細切牛肉 50g、木綿豆腐 150g）

含醣量 8.6g

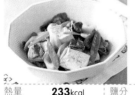

熱量	**233**kcal	鹽分	**1.4**g
蛋白質	**19.4**g	膳食纖維	**1.9**g

炸豬排
（豬里肌肉〈炸豬排用〉1 塊／100g）

含醣量 5.8g

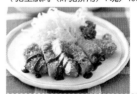

熱量	**435**kcal	鹽分	**0.5**g
蛋白質	**21.2**g	膳食纖維	**0.4**g

減醣TIP

以豆腐渣取代麵包粉

炸豬排及用來黏合漢堡肉的麵包粉，其含醣量高，必須少量使用。因此建議使用豆腐渣來代替，也可達到良好的減醣效果。

減醣TIP

改變醬汁，也可減醣

炸豬排及煎漢堡肉搭配的醬汁，包括番茄醬等，含醣量也很高，建議改沾檸檬汁、海鹽或醬油食用，對身體較好。

本篇料理適合想減輕體重的你，每道料理的含醣量都低於 15g，用餐時不妨以本篇的料理為主菜，再搭配其他低醣配菜食用。

薑燒豬肉
（薄切豬里肌肉 3 塊／60g）

含醣量 **6.6**g

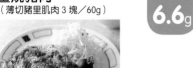

熱量	**376**kcal	鹽分	**2.7**g
蛋白質	**21.8**g	膳食纖維	**0.2**g

日式唐揚炸雞塊
（雞腿肉 1/2 塊／140g）

含醣量 **9.6**g

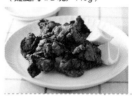

熱量	**376**kcal	鹽分	**0.8**g
蛋白質	**24.7**g	膳食纖維	**0.0**g

回鍋肉
（薄切豬五花肉 100g、高麗菜 125g）

含醣量 **9.3**g

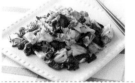

熱量	**485**kcal	鹽分	**1.7**g
蛋白質	**17.4**g	膳食纖維	**3.5**g

炸肉餅
（豬絞肉 75g、洋蔥 25g）

含醣量 **11.2**g

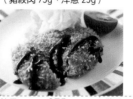

熱量	**375**kcal	鹽分	**0.9**g
蛋白質	**18.9**g	膳食纖維	**1.0**g

春川辣炒雞排
（雞腿 1/2 塊／140g、高麗菜 50g）

含醣量 **14.4**g

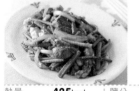

熱量	**425**kcal	鹽分	**1.3**g
蛋白質	**26.7**g	膳食纖維	**4.1**g

紅燒豬肉
（豬五花肉塊 150g）

含醣量 **14.3**g

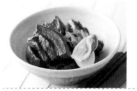

熱量	**620**kcal	鹽分	**2.1**g
蛋白質	**19.9**g	膳食纖維	**0.4**g

油淋雞
（雞腿肉 1 塊／140g）

含醣量 **14.4**g

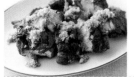

熱量	**413**kcal	鹽分	**2.3**g
蛋白質	**25.6**g	膳食纖維	**0.3**g

減醣TIP

改用零卡的甜味劑調味

砂糖會讓血糖急速上升，因此若真的想吃甜食，建議使用羅漢果甜味劑來調味，這種甜味劑因零熱量，不容易使血糖飆升，很適合當作調味料使用。

減重料理（含醣量在 15g 以下）

魚類料理

龍田揚炸青花魚
（青花魚〈半身〉1/2 塊／90g）

含醣量
5.1g

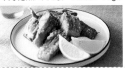

熱量	**262**kcal	鹽分	**1.7**g
蛋白質	**19.3**g	膳食纖維	**0.1**g

照燒鰤魚
（鰤魚〈切塊〉1 塊／110g）

含醣量
5.9g

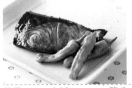

熱量	**348**kcal	鹽分	**2.7**g
蛋白質	**24.9**g	膳食纖維	**0.0**g

鰤魚蘿蔔
（鰤魚〈切塊〉1 塊／110g、蘿蔔 150g）

含醣量
11.6g

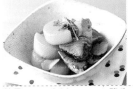

熱量	**366**kcal	鹽分	**1.4**g
蛋白質	**25.4**g	膳食纖維	**3.1**g

義式水煮魚
（無備平鰡魚 1 條／100g、
小番茄 5 個／75g）

含醣量
5.0g

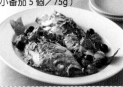

熱量	**265**kcal	鹽分	**1.0**g
蛋白質	**19.6**g	膳食纖維	**1.2**g

生薑燉沙丁魚
（沙丁魚 2 條／100g）

含醣量
6.6g

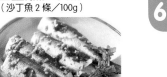

熱量	**257**kcal	鹽分	**3.8**g
蛋白質	**20.7**g	膳食纖維	**0.6**g

味噌燉青花魚
（青花魚 1 塊／90g、分蔥 1/4 束／35g）

含醣量
14.9g

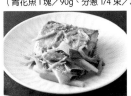

熱量	**279**kcal	鹽分	**2.6**g
蛋白質	**21.5**g	膳食纖維	**1.9**g

減醣TIP

別喝醃漬、燉煮的湯汁

用來醃漬或燉煮炸物、照燒及燉魚的湯汁，內含許多醣分，建議將調味用的砂糖改成羅漢果甜味劑，或是不喝湯汁，減少醣分攝取。

減醣TIP

燒焦食物千萬別吃

食物一旦燒焦，便會產生最終糖化蛋白「AGE」，因此在製作油炸或燒烤料理時，要注意火候，避免食物燒焦。燒焦部分請去除，千萬別食用。

蛋類料理

日式高湯煎蛋卷
（雞蛋 2 個／100g）

含醣量
5.3g

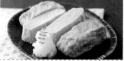

熱量	**207**kcal	鹽分	**1.2**g
蛋白質	**12.7**g	膳食纖維	**0.0**g

豆腐料理

麻婆豆腐
（木綿豆腐 150g、豬絞肉 50g、
長蔥 15g）

含醣量
9.0g

熱量	**290**kcal	鹽分	**1.9**g
蛋白質	**20.6**g	膳食纖維	**1.4**g

配菜類

油菜拌豆腐
（油菜 75g、木綿豆腐 1/3 塊／50g）

含醣量
8.0g

熱量	**128**kcal	鹽分	**1.9**g
蛋白質	**8.5**g	膳食纖維	**3.9**g

紅蘿蔔沙拉
（紅蘿蔔 75g、洋蔥 15g）

含醣量
10.1g

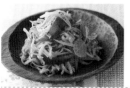

熱量	**56**kcal	鹽分	**1.2**g
蛋白質	**1.9**g	膳食纖維	**2.9**g

番茄炒蛋
（番茄 150g、雞蛋 1.5 個／75g）

含醣量
6.8g

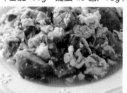

熱量	**178**kcal	鹽分	**0.8**g
蛋白質	**10.8**g	膳食纖維	**2.1**g

日式炸豆腐
（木綿豆腐 1/2 塊／150g）

含醣量
8.6g

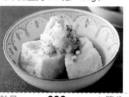

熱量	**230**kcal	鹽分	**1.3**g
蛋白質	**11.4**g	膳食纖維	**1.0**g

蘿蔔乾絲燉菜
（蘿蔔乾絲〈乾燥〉10g、紅蘿蔔 8g）

含醣量
9.6g

熱量	**80**kcal	鹽分	**1.8**g
蛋白質	**3.0**g	膳食纖維	**2.9**g

普羅旺斯雜燴
（洋蔥 25g、芹菜 20g、茄子 70g、
夏南瓜 50g、紅辣椒 95g、番茄 200g）

含醣量
11.5g

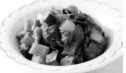

熱量	**125**kcal	鹽分	**0.3**g
蛋白質	**3.3**g	膳食纖維	**4.8**g

低醣料理（含醣量 5g 以下）

減重料理（含醣量 15g 以下）

體重維持料理（含醣量 45g 以下）

減重料理（含醣量在 15g 以下）

炒牛蒡絲
（牛蒡 75g）

含醣量 11.5g

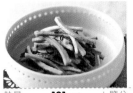

熱量	**101**kcal	鹽分	**0.8**g
蛋白質	**1.5**g	膳食纖維	**4.4**g

分蔥白身魚拌醋味噌
（分蔥 50g、鯛魚〈生魚片用魚塊〉40g）

含醣量 13.6g

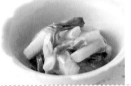

熱量	**143**kcal	鹽分	**2.2**g
蛋白質	**11.3**g	膳食纖維	**2.4**g

豬肉味噌湯
（薄切豬五花肉 50g、蘿蔔 50g、長蔥 60g）

含醣量 9.5g

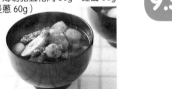

熱量	**304**kcal	鹽分	**2.0**g
蛋白質	**10.9**g	膳食纖維	**4.7**g

奶油濃湯
（馬鈴薯 50g、洋蔥 25g）

含醣量 14.6g

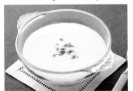

熱量	**226**kcal	鹽分	**0.4**g
蛋白質	**4.2**g	膳食纖維	**1.1**g

涼拌捲心菜沙拉
（高麗菜 125g、小黃瓜 1/4 條／30g）

含醣量 11.4g

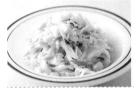

熱量	**232**kcal	鹽分	**0.8**g
蛋白質	**3.0**g	膳食纖維	**3.9**g

湯品類

酸辣湯
（豬絞肉 50g、竹筍 15g、紅蘿蔔 15g）

含醣量 6.0g

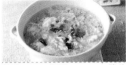

熱量	**168**kcal	鹽分	**1.8**g
蛋白質	**12.0**g	膳食纖維	**1.7**g

義式蔬菜湯
（洋蔥 25g、紅蘿蔔 25g、高麗菜 50g）

含醣量 12.8g

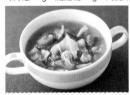

熱量	**182**kcal	鹽分	**1.6**g
蛋白質	**6.3**g	膳食纖維	**6.1**g

減醣TIP

味噌湯，其實醣分不少

根菜類與葉菜類相比，前者的含醣量較高，在味噌湯或燉菜中，常會添加許多根菜，千萬別吃太多。市售的燉菜或炒牛蒡絲也添加許多砂糖，不建議常吃。

慎選對身體好的油脂

　　好的油脂能成為身體的養分，不過，油脂的種類對心血管健康並非僅以其攝取量多寡而定。建議選用不飽和脂肪酸較高的油品較佳。

不飽和脂肪酸

Omega-3　是維持健康所必要的脂肪酸，由於無法在體內自行合成，必須透過食物攝取才能獲得，因此不妨多吃富含 EPA 與 DHA 的青背魚，此外綠紫蘇與胡桃含 α-亞麻酸，也很適合多吃。

EPA&DHA
秋刀魚與竹筴魚等青背魚及鮪魚皆富含脂肪酸 Omega-3，能使血液循環，適合用來預防腦中風及高血壓。

α-亞麻酸
Omega-3 脂肪酸的一種，進入人體後便能轉換成 EPA 與 DHA 等，能讓血液變清澈。綠紫蘇、胡桃、荏胡麻、青菜類、紫蘇油及亞麻仁油皆富含 α-亞麻酸。

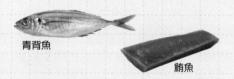

青背魚

鮪魚

綠紫蘇

胡桃

荏胡麻油
販賣廠商：朝日

Omega-6
與 Omega-3 一樣屬於多元不飽和脂肪酸。近幾年傳出不少因攝取過量亞麻油酸而導致疾病的案例，因此請均衡攝取就好，多食無益。

芥花籽油

Omega-9
可由人體自行製造的不飽和脂肪酸，油酸是代表性物質。菜籽油、橄欖油、蛋類與牛肉等皆富含 Omega-9，除了改善便秘及美肌外，還能預防動脈硬化。

橄欖油

飽和脂肪酸

動物性食品因富含飽和脂肪酸，從以前就被認為是對身體無益的食物，但在最近的研究中證實，其實是對身體好的油脂。相反地，過量攝取植物性油脂，特別是氫化的植物油，像是烤酥油等，則被認為是導致過敏性疾病與荷爾蒙異常的原因。

豬肉

牛肉

蛋類

奶油（乳脂）

豬油、牛油

以食物種類 決定菜單 幫助輕鬆控醣的

1天的醣分攝取控制在 130g 以下，請努力維持吧！

美國國家科學院所建議的碳水化合物攝取量是 1 天 130 公克，若想維持現在的體重並保持健康，請把 1 天的總醣分攝取量控制在 130g 以下。建議不搭配飯麵類，改吃 P106～P109 的料理；或將主食的分量減半，搭配低醣的配菜來調整。

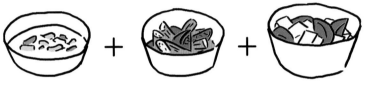

| 主菜 | 鮮奶油燉雞 含醣量 35.9g | 副菜 | 小黃瓜沙拉 含醣量 3.2g | 湯・飲料 | 豆腐番茄沙拉 含醣量 3.4g | 含醣量 合計 42.5g |

只要懂得選擇食材，就能搭配出含醣量在 45g 以下的料理

【菜單的搭配重點】

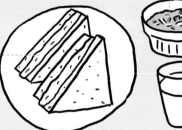
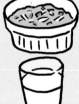

主菜 以馬鈴薯為主的配菜、燉菜鍋或餃子等，都很適合當作主菜。若主食是三明治，不吃主菜也無妨。

配菜 含醣量較高的馬鈴薯沙拉、南瓜燉菜鍋等，少量食用也無妨。

主食 如果以米飯、麵或麵包為主食，只能吃一半的量，並搭配低醣配菜。如果以三明治或義大利麵為主食，主菜與主食只能各吃一半，不可多吃。

湯・飲料 選擇濃湯或蛤蜊巧達湯等也無妨。

體重維持料理

每一餐的醣分在 45g 以下，記得主食要少吃

請把每一餐醣量控制在 45g 以下，若忍不住想吃焗烤或三明治，請在中午時吃，並記得晚上就絕對不能再吃米飯了。只要不吃米飯，晚餐可選擇壽喜燒、馬鈴薯可樂餅或馬鈴薯燉肉等。配菜及湯品請從 P90～95 的低醣料理中選擇，如果配菜選擇了馬鈴薯沙拉或通心粉沙拉，請把主菜換成低醣料理，以調整分量。

【1 天的菜單範例】

	早上	中午	晚上
主食或主菜	荷包蛋 含醣量 0.2g	三明治 含醣量 18.4g	壽喜燒 含醣量 28.8g
配菜	馬鈴薯沙拉 含醣量 25.7g	涼拌捲心菜沙拉 含醣量 11.4g	涼拌菠菜 含醣量 3.0g
湯‧飲料	義大利雜菜湯 含醣量 12.8g	牛奶 含醣量 11.6g	燉鹿尾菜 含醣量 3.8g
	早餐含醣量 合計 **38.7g**	早餐含醣量 合計 **41.4g**	早餐含醣量 合計 **35.6g**

含醣量合計
115.7g

▶ 只要晚餐不吃米飯，就能有效減少醣分的攝取量！

含醣量低於 45g 的單品料理

肉類料理

日式什錦炒雞丁
（雞腿肉 1/2 塊／140g、紅蘿蔔 50g）

含醣量 **21.5**g

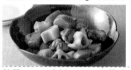

熱量	**443**kcal	鹽分	**3.0**g
蛋白質	**25.2**g	膳食纖維	**4.2**g

馬鈴薯可樂餅
（馬鈴薯 1 個／135g、牛絞肉 50g）

含醣量 **30.8**g

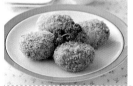

熱量	**502**kcal	鹽分	**0.5**g
蛋白質	**14.8**g	膳食纖維	**2.6**g

水餃
（餃子皮 6 片／40g、豬絞肉 25g、高麗菜 40g）

含醣量 **27.1**g

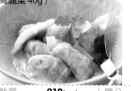

熱量	**218**kcal	鹽分	**1.3**g
蛋白質	**9.4**g	膳食纖維	**2.3**g

鹽味馬鈴薯燉肉
（細切牛肉 50g、馬鈴薯 225g）

含醣量 **39.5**g

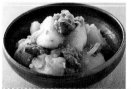

熱量	**350**kcal	鹽分	**1.1**g
蛋白質	**13.3**g	膳食纖維	**3.3**g

壽喜燒
（薄切牛肉 125g、烤豆腐 100g）

含醣量 **28.8**g

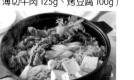

熱量	**490**kcal	鹽分	**6.8**g
蛋白質	**40.7**g	膳食纖維	**8.2**g

煎餃
（餃子皮 6 片／40g、豬絞肉 25g、高麗菜 40g）

含醣量 **26.6**g

熱量	**298**kcal	鹽分	**1.3**g
蛋白質	**9.4**g	膳食纖維	**2.1**g

鮮奶油燉菜
（雞腿肉 140g、洋蔥 50g、馬鈴薯 70g）

含醣量 **35.9**g

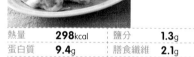
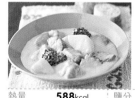

熱量	**588**kcal	鹽分	**0.9**g
蛋白質	**31.2**g	膳食纖維	**4.8**g

馬鈴薯燉肉
（細切牛肉 50g、馬鈴薯 225g）

含醣量 **40.5**g

熱量	**348**kcal	鹽分	**1.4**g
蛋白質	**14.1**g	膳食纖維	**3.5**g

不用完全減醣又能維持體重的料理，不過由於含醣量比一般低醣食物高很多，食用時請比平常少吃一半，幫助控制醣分攝取。

焗烤通心粉
（雞胸肉 70g、蝦子 3 隻／30g、通心粉 25g）

含醣量 **13.0**g

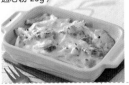

熱量	**627**kcal	鹽分	**1.5**g
蛋白質	**30.4**g	膳食纖維	**2.7**g

配菜類

馬鈴薯沙拉
（馬鈴薯 135g、小黃瓜 30g）

含醣量 **25.7**g

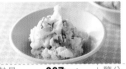

熱量	**287**kcal	鹽分	**0.7**g
蛋白質	**3.1**g	膳食纖維	**2.7**g

通心粉沙拉
（通心粉 30g、高麗菜 40g、番茄 1 個／60g、鮪魚罐頭 1／2 罐／50g）

含醣量 **29.3**g

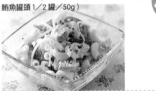

熱量	**453**kcal	鹽分	**1.7**g
蛋白質	**15.9**g	膳食纖維	**2.5**g

燉南瓜
（南瓜 150g）

含醣量 **23.1**g

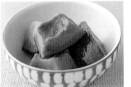

熱量	**124**kcal	鹽分	**1.3**g
蛋白質	**3.2**g	膳食纖維	**4.6**g

魚類料理

什錦火鍋
（鱈魚〈切塊〉130g、蝦子 3 隻／30g、大白菜 350g）

含醣量 **18.3**g

熱量	**266**kcal	鹽分	**2.1**g
蛋白質	**35.8**g	膳食纖維	**8.7**g

生春捲
（越南米紙 2 張／18g、水煮蝦子 3 隻／30g）

含醣量 **18.1**g

熱量	**113**kcal	鹽分	**1.0**g
蛋白質	**8.3**g	膳食纖維	**1.4**g

燉芋頭
（芋頭 210g）

含醣量 **26.0**g

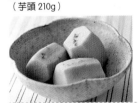

熱量	**142**kcal	鹽分	**1.4**g
蛋白質	**4.4**g	膳食纖維	**4.8**g

減醣TIP

地瓜或南瓜，吃多易胖

若本身不胖，只是為了健康而開始減醣的人，偶爾也可以吃些薯類或南瓜，但是分量不宜太多，避免體重增加。

體重維持料理（含醣量在 45g 以下）

配菜：油炸料理

炸馬鈴薯
（馬鈴薯 135g）

含醣量 **21.1**g

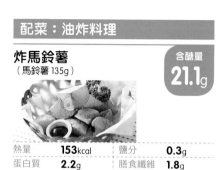

熱量	**153**kcal	鹽分	**0.3**g
蛋白質	**2.2**g	膳食纖維	**1.8**g

主食：米飯

白粥
（米 40g）

含醣量 **31.2**g

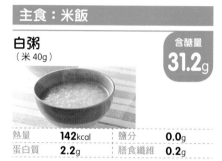

熱量	**142**kcal	鹽分	**0.0**g
蛋白質	**2.2**g	膳食纖維	**0.2**g

主食：麵包

鮭魚三明治
（三明治用麵包 2 片／35g、
煙燻鮭魚 5 片／60g、鮮奶油起司 25g）

含醣量 **17.6**g

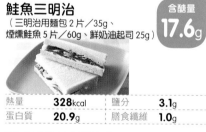

熱量	**328**kcal	鹽分	**3.1**g
蛋白質	**20.9**g	膳食纖維	**1.0**g

烤牛肉三明治
（三明治用麵包 2 片／35g、
烤牛肉 1 片／30g）

含醣量 **17.7**g

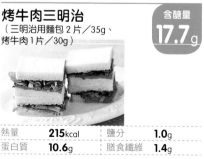

熱量	**215**kcal	鹽分	**1.0**g
蛋白質	**10.6**g	膳食纖維	**1.4**g

春捲
（春捲皮 3 片／40g、高麗菜 40g、
薄切豬肉 25g）

含醣量 **37.2**g

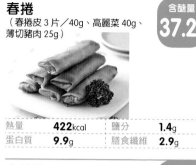

熱量	**422**kcal	鹽分	**1.4**g
蛋白質	**9.9**g	膳食纖維	**2.9**g

中華粥
（米 40g）

含醣量 **30.8**g

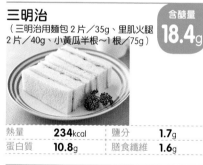

熱量	**166**kcal	鹽分	**0.3**g
蛋白質	**2.5**g	膳食纖維	**0.3**g

三明治
（三明治用麵包 2 片／35g、里肌火腿
2 片／40g、小黃瓜半根～1 根／75g）

含醣量 **18.4**g

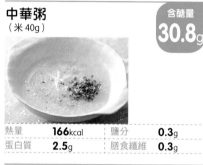

熱量	**234**kcal	鹽分	**1.7**g
蛋白質	**10.8**g	膳食纖維	**1.6**g

法國吐司
（英式吐司 1片／65g、牛奶 75ml
雞蛋 1個／50g）

含醣量 **33.0**g

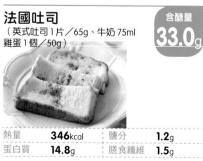

熱量	**346**kcal	鹽分	**1.2**g
蛋白質	**14.8**g	膳食纖維	**1.5**g

普切塔
（法國麵包1／2根／65g、
生火腿 20g、番茄適量）

含醣量
35.8g

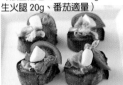

熱量	**287**kcal	鹽分	**2.5**g
蛋白質	**13.5**g	膳食纖維	**2.1**g

韓式煎餅
（低筋麵粉 25g、雞蛋 1/2 個／25g、
魩仔魚 10g、韭菜 25g）

含醣量
21.3g

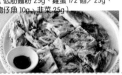

熱量	**216**kcal	鹽分	**0.8**g
蛋白質	**8.1**g	膳食纖維	**2.4**g

湯品類

關東煮
（魚漿製品 2 個／50g、油豆腐 1 塊／100g、
蘿蔔 6 公分／90g、炸豆腐丸子 2 個／110g）

含醣量
16.2g

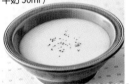

熱量	**407**kcal	鹽分	**3.1**g
蛋白質	**27.8**g	膳食纖維	**7.0**g

山芋泥
（大和芋 75g）

含醣量
18.9g

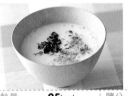

熱量	**95**kcal	鹽分	**1.0**g
蛋白質	**3.9**g	膳食纖維	**2.0**g

玉米濃湯
（鮮奶油玉米罐頭 100g、
牛奶 50ml）

含醣量
22.1g

熱量	**198**kcal	鹽分	**1.3**g
蛋白質	**3.3**g	膳食纖維	**1.9**g

蛤蜊巧達湯
（花蛤〈水煮罐頭〉1/2 罐／35g、
馬鈴薯 50g、紅辣椒 50g）

含醣量
23.0g

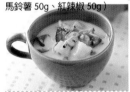

熱量	**270**kcal	鹽分	**1.1**g
蛋白質	**12.6**g	膳食纖維	**2.1**g

減醣TIP

留意分量勿多吃

只要含醣量在45g以下，就算是馬
鈴薯、南瓜料理或三明治等也可
吃。但食用時請留心分量，畢竟這
些料理仍含有不少醣分。

減醣TIP

主食可用稀飯或三明治代替

由於本篇料理的含醣量均低於
45g，偶爾可吃些主食，大約的判
斷標準為米飯半碗；稀飯含水量
高，可吃 1 碗；若是三明治，因麵
包只有薄薄一層，可安心食用。

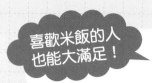
喜歡米飯的人
也能大滿足！

替換主食的方法

將主食換成相似但醣分較低的食物！

對於沒吃到米飯就無法得到飽足感的人來說，不妨利用其他食材代替主食。實際上，有許多食物不僅外表與主食相似，連味道都與其非常相似，只要習慣後就能取代主食並享受美味。若是與家人同住，也可與家人一起吃。

Case 1　取代米飯

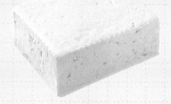

木綿豆腐

⬇

弄碎成豆腐鬆

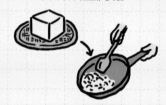

以平底鍋來炒木綿豆腐（200g），讓水分蒸發。當顆粒變小後就會變零散，成為「像米飯的食物」。

變成 **含醣量 2.4g**

主食大變身 　取代蓋飯中的米飯

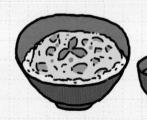

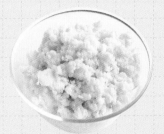

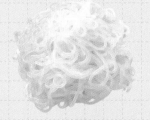

豆腐渣	蒟蒻絲
使用高湯來煮透	切完之後水煮

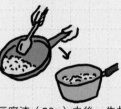

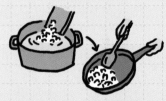

乾炒豆腐渣（50g）之後，先放涼讓水分散發，之後再放進高湯裡煮透，就變成「像米飯的食物」了。

蒟蒻絲（200g）切成像飯粒大小，並用水煮過後，再乾炒使水分蒸發，就變成「像米飯的食物」了。

變成 含醣量 **1.2**g

變成  含醣量 **0.2**g

取代豆皮壽司的米飯

取代拌飯中的米飯

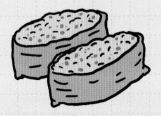

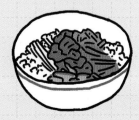

Case 2　取代麵

若你喜歡拉麵、義大利麵或烏龍麵等，推薦使用口味清淡且細長的食材，就能代替麵食，只要在主食上下點功夫就能安心吃。

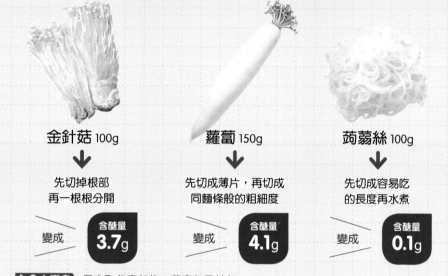

金針菇 100g

↓

先切掉根部
再一根根分開

變成　含醣量 **3.7g**

蘿蔔 150g

↓

先切成薄片，再切成
同麵條般的粗細度

變成　含醣量 **4.1g**

蒟蒻絲 100g

↓

先切成容易吃
的長度再水煮

變成　含醣量 **0.1g**

主食大變身 用來取代寬麵條、蕎麥麵及拉麵

Case 3　取代麵包

油炸豆皮經過烘烤後，口感會變酥脆；高野豆腐先泡水再瀝乾，最後放進烤麵包機裡烘烤，就能取代吐司。

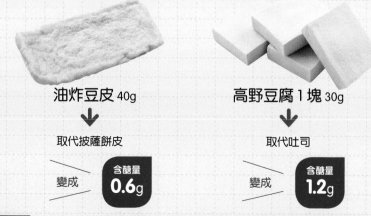

油炸豆皮 40g

↓

取代披薩餅皮

變成　含醣量 **0.6g**

高野豆腐 1 塊 30g

↓

取代吐司

變成　含醣量 **1.2g**

主食大變身 以油炸豆皮取代披薩餅皮；或以高野豆腐取代吐司或三明治用的麵包

相似食物的醣分大公開

能取代主食的食物

義大利燉飯

（米飯 100g、洋蔥 50g、洋菇 50g、起司粉 10g）

含醣量 **39.5**g　**298** kcal

米飯 100g（換成）
蒟蒻絲 100g

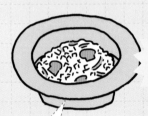

含醣量 **−36.7**g
卡路里 **−162**kcal

含醣量 **2.8**g
136 kcal

point
吃起來口感鬆軟，加上起司粉後更美味，口感很好，非常推薦。

米飯 100g（換成）
豆腐 100g

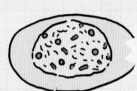

含醣量 **−35.6**g
卡路里 **−96**kcal

含醣量 **3.9**g
202 kcal

point
訣竅是先乾炒豆腐，讓水分蒸發後，此外，與起司的相容性也非常的好。

豆皮壽司

含醣量 **37.7**g　**308** kcal

（醋飯 100g、雞絞肉 40g、油炸豆皮 1 片／40g）

醋飯 100g（換成）
木綿豆腐 70g
豆腐渣 30g

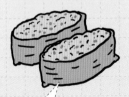

含醣量 **−35.1**g！
卡路里 **−84**kcal！

含醣量 **2.6**g
224 kcal

point
若只放豆腐渣，口感會變乾硬，要加入豆腐才會變好吃。

韓式拌飯

含醣量 **42.1**g　**409** kcal

（米飯 100g、薄切牛肉75g、菠菜 50g、紅蘿蔔25g、豆芽菜 25g）

米飯 100g（換成）
蒟蒻絲 100g

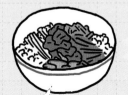

含醣量 **−36.7**g！
卡路里 **−162**kcal！

含醣量 **5.4**g
247 kcal

point
蒟蒻絲本身較無味，只要搭配食材做成韓式拌飯，也能吃得滿足。

能取代麵的食物

湯米粉

（米粉 100g、韭菜 15g、涮涮鍋用豬肉 50g、豆芽菜 50g）

含醣量 **80.9**g | **533** kcal

↓ **米粉** 100g（換成）
↓ **金針菇** 100g

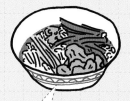

含醣量 **−75.3**g
卡路里 **−355**kcal

含醣量 **5.6**g

178 kcal

point
將金針菇當成麵，意外美味，更富含膳食纖維。

湯麵

（中華麵 100g、薄切豬腿肉 50g、長蔥 25g、紅蘿蔔 15g、大白菜 50g、木耳 5g）

含醣量 **58.7**g | **435** kcal

↓ **中華麵** 100g（換成）
↓ **蒟蒻絲** 100g

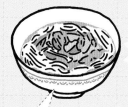

含醣量 **−53.5**g
卡路里 **−275**kcal

含醣量 **5.2**g

160 kcal

point
以蒟蒻絲取代中華麵，再搭配蔬菜，營養又健康。

炸醬麵

（蒸熟中華麵 100g、豬絞肉 50g、小黃瓜 25g、豆芽菜 50g、長蔥 5公分／15g）

含醣量 **38.8**g | **358** kcal

↓ **蒸熟中華麵** 100g（換成）
↓ **蘿蔔** 100g

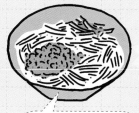

含醣量 **−33.8**g
卡路里 **−180**kcal

含醣量 **5.0**g

178 kcal

point
訣竅是把切細後的蘿蔔抹上鹽巴，口感就能變軟。

醬汁炒蕎麥麵

（蒸熟中華麵 100g、豬五花肉 50g、高麗菜 75g、豆芽菜 50g、韭菜 25g、紅蘿蔔 15g）

含醣量 **44.4**g | **471** kcal

↓ **蒸熟中華麵** 100g（換成）
↓ **蒟蒻絲** 100g

含醣量 **−36.4**g
卡路里 **−192**kcal

含醣量 **8.0**g

279 kcal

point
蒟蒻先乾炒，讓水分蒸發，取代蒸熟的中華麵。

能取代麵包的食物

披薩吐司
（吐司 1 片／40g、番茄 100g、青椒 50g、披薩用起司 50g）

↓

吐司 1 片，40g（換成）
油炸豆皮 1 片，40g

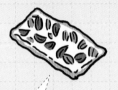

含醣量 **−17.2**g
卡路里 **+48**kcal

point
以油炸豆皮來取代麵包，烤過的豆皮有酥脆感，甚至比麵包美味。

含醣量 **2.8**g
210 kcal

漢堡
（漢堡用圓麵包 1 個／50g、漢堡肉 1 個／110g、萵苣 30g、薄切起司 20g）

含醣量 **26.7**g　**447** kcal

↓

漢堡用圓麵包 1 個，50g（換成）
炸豆腐丸子 1 個，50g

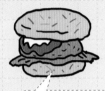

含醣量 **−23.5**g
卡路里 **−19**kcal

point
把漢堡用圓麵包換成炸豆腐丸子，沒想到超好吃。

含醣量 **3.2**g
428 kcal

三明治
（三明治用吐司 2 片／40g、洋蔥 10g、里肌火腿 10g、水煮蛋 1/2 個／25g）

含醣量 **18.9**g　**193** kcal

↓

三明治用吐司（換成）2 片（40g）
高野豆腐 1 片，30g

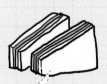

含醣量 **−16.6**g
卡路里 **+53**kcal

point
高野豆腐泡水後，請瀝乾表面的水分，或用烤麵包機烤，蒸發水分。

含醣量 **2.3**g
246 kcal

大阪燒
（小麥粉 100g、高麗菜 50g、雞蛋 1 個／50g、薄切豬五花肉 2 片／40g）

含醣量 **75.5**g　**696** kcal

↓

小麥粉 100g（換成）
豆腐渣 20g
木綿豆腐 80g

含醣量 **−70.1**g
卡路里 **−288**kcal

point
以豆腐渣取代小麥粉，再混合木綿豆腐，使口感變鬆軟。

含醣量 **5.4**g
408 kcal

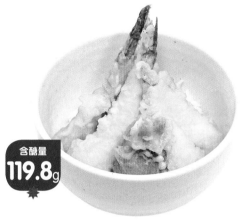

天婦羅蓋飯
（米飯 250g、蝦子 40g、沙鮻 20g、青椒、地瓜 20g）

熱量	**772**kcal
蛋白質	**22.2**g
鹽分	**3.8**g
膳食纖維	**2.0**g

含醣量 **119.8**g

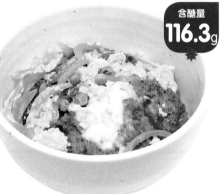

含醣量 **116.3**g

豬排蓋飯
（米飯 250g、豬里肌肉 80g、洋蔥 50g、雞蛋 50g）

熱量	**988**kcal
蛋白質	**32.5**g
鹽分	**3.6**g
膳食纖維	**2.5**g

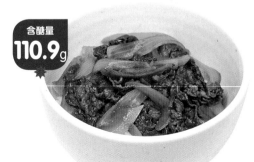

含醣量 **110.9**g

牛肉蓋飯
（米飯 250g、牛肩里肌肉 70g、洋蔥 50g）

熱量	**770**kcal
蛋白質	**20.0**g
鹽分	**39.9**g
膳食纖維	**1.7**g

主食篇 飯類料理

海鮮燴飯
（米飯 250g、大白菜 60g、
豬五花肉 20g、蝦子 10g、花枝 25g、
紅蘿蔔 20g、豌豆莢 5g）

熱量	698kcal
蛋白質	17.9g
鹽分	1.5g
膳食纖維	2.5g

含醣量
104.1g

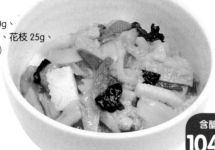

含醣量
107.9g

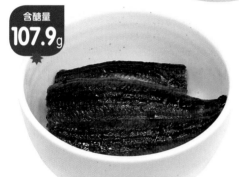

鰻魚蓋飯
（米飯 250g、
蒲燒鰻魚 160g）

熱量	943kcal
蛋白質	44.9g
鹽分	5.6g
膳食纖維	0.8g

含醣量
108.0g

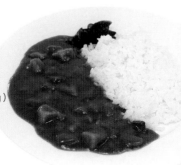

咖哩飯
（米飯 230g、牛肩里
肌肉 60g、洋蔥 60g、
馬鈴薯 40g、紅蘿蔔 20g）

熱量	783kcal
蛋白質	18.4g
鹽分	2.8g
膳食纖維	3.8g

含醣量高，要控制分量的料理②

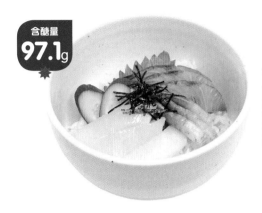

含醣量
97.1g

生魚片蓋飯
（米飯 250g、紅魽 40g、
花枝 30g、蝦子 15g）

熱量	**541**kcal
蛋白質	**24.0**g
鹽分	**1.8**g
膳食纖維	**1.0**g

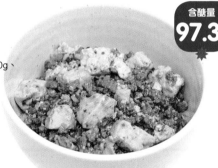

含醣量
97.3g

麻婆豆腐蓋飯
（米飯 250g、木綿豆腐 100g、
豬絞肉 40g）

熱量	**662**kcal
蛋白質	**21.7**g
鹽分	**1.9**g
膳食纖維	**1.7**g

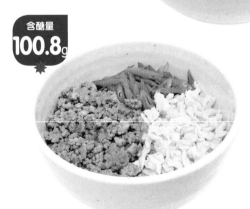

含醣量
100.8g

雞蛋鬆蓋飯
（米飯 250g、雞絞肉 80g、
雞蛋 50g、四季豆莢 30g）

熱量	**752**kcal
蛋白質	**30.3**g
鹽分	**1.8**g
膳食纖維	**1.5**g

主食篇　飯類料理

蛋包飯

（米飯 200g、雞蛋 75g、
雞腿肉 30g、洋蔥 25g、
番茄醬 15g）

熱量	**695**kcal
蛋白質	**20.5**g
鹽分	**3.2**g
膳食纖維	**2.4**g

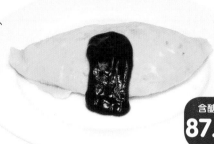

含醣量
87.0g

含醣量
84.6g

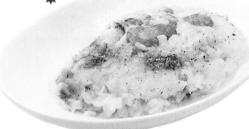

雞肉焗烤飯

（米飯 200g、雞腿肉 50g、
洋蔥 30g、白醬 100g、
起司 10g）

熱量	**671**kcal
蛋白質	**26.1**g
鹽分	**2.0**g
膳食纖維	**1.5**g

含醣量
98.4g

韓式石鍋拌飯

（米飯 250g、菠菜 45g、
豆芽菜 45g、紫萁 40g、
蘿蔔 40g、蛋黃 40g）

熱量	**572**kcal
蛋白質	**13.2**g
鹽分	**2.4**g
膳食纖維	**6.1**g

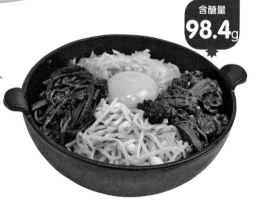

得舒飲食，改善高血壓

不吃降壓藥，
透過飲食治療高血壓！

不依賴藥物也能透過飲食改善高血壓，此外，已有研究報告指出，利用降壓藥強迫血壓下降，會造成腦梗塞，甚至提高死亡率。正因如此，預防高血壓的「新得舒飲食」受到注意，這套飲食法包括3個重點，即：（1）減鹽、（2）攝取鈣、鎂、鉀等礦物質、（3）低碳水化合物餐點。

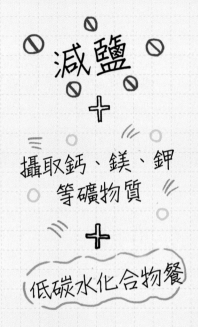

減鹽

＋

攝取鈣、鎂、鉀等礦物質

＋

低碳水化合物餐

認識 DASH（得舒飲食）

DASH〔Dietary Approaches to Stop Hypertension，台灣譯「得舒飲食」〕是一套防止高血壓的飲食療法，這套飲食法原本目的是減鹽，並攝取鈣、鎂、鉀等礦物質，及低脂飲食。不過，自從證實脂肪不是造成肥胖的主因，碳水化合物才是後，這套飲食法便改以「低碳水化合物餐點」為主。

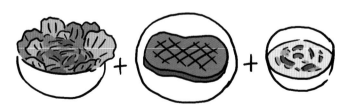

只要減少碳水化合物的攝取量即可！

- **以減鹽料理為主**
- **料理中含礦物質與膳食纖維**
- **標準較鬆的減醣法**

透過上述 3 點，就能降低血壓

為了達到這3項標準，以1天吃一次主食，搭配主菜及配菜；或是三餐都吃主食，但分量減半等來執行。主菜以肉、魚、蛋、豆腐等蛋白質為主，再加上50g的蔬菜；配菜則以蔬菜、海藻為主。建議蔬菜中，有一道可以是生食，另一道則是熟食或燉菜，此外，若1天能攝取300～500g的蔬菜及海藻，就能補足每天所需的礦物質及膳食纖維。

為什麼血壓會上升？

① 年齡增長

隨著年齡增長，肥大的細胞會因最終糖化蛋白 AGEs 而硬化。收縮壓（最大血壓：mmHg）的計算約「年齡+90」，上升則是正常的變化。

② 壓力、疲勞

緊張及壓力造成交感神經興奮，使血壓上升。此外，若睡眠不足、疲勞，也會使症狀更嚴重。

③ 運動不足、肥胖

缺乏運動或肥胖，也會使血管失去柔軟度。

④ 高血糖

血糖值一旦升高，水分就會流進血液中，造成血壓上升。

⑤ 攝取過多鹽分

為了降低血中的鹽分濃度，體內的水分會移至血液裡，形成壓力。

⑥ 喝太多酒

酒精能暫時降低血壓，但一天之中若攝取超過 30g 的純酒精（即啤酒 750ml），就會導致血管硬化，血壓上升。

⑦ 原發性高血壓

睡眠時無呼吸症候群、原發性高醛固酮症、腎臟病、甲狀腺異常、口服避孕藥等，都會造成血壓異常。

減少醣分，才能控制血壓

肥胖是指身體累積過剩的體脂肪，引起的原因為「醣分」。此外，肥胖也會引起高血壓，因此必須減少醣分攝取，才能控制血壓。若不幸同時患有糖尿病及高血壓，便容易引發血管障礙，提高腦中風與心肌梗塞的發病率。美國國家科學院建議，若想預防高血壓，1 日的碳水化合物攝取量要改以 260g 的一半，即 130g 的醣分為主。（資料來源：日本 2012 年國民健康營養調查）

1 天的碳水化合物，請控制在 130g 內！

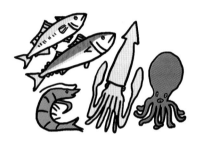

● 魚類
竹筴魚、青花魚等青背魚、白肉魚；及章魚、花枝及蝦子等含醣量低，且含牛磺酸，幫助減肥。

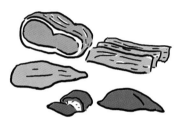

● 肉類
牛肉、豬肉及雞肉的含醣量低，屬於內臟類的雞胃、肝臟等除了醣分少，還富含鐵質。火腿與培根等加工食品雖然低醣，但要注意鹽分含量。

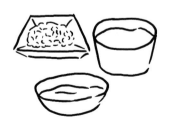

● 乳製品
起司、優格本身即低醣食品，可安心食用。生奶油與煉乳的含醣量高，要少吃。

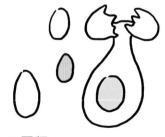

● 蛋類
除了不含維他命 C，幾乎含有所有的營養素，只要適量食用，並不容易使膽固醇飆高。

預防高血壓，從減鹽開始

「攝取過多鹽分會造成高血壓」，這個觀點是在全世界 32 個國家進行調查研究後得到的結果（INTERSALT 研究）。為了預防高血壓，每天建議的鹽分攝取量為 6g 以下（資料來源：日本高血壓學會），但日本人至少攝取超過 2 倍以上的鹽分。若想減鹽，必須記得每種調味料的鹽分含量，並在料理時正確計量，可使用噴霧罐來盛裝醬油，控制分量，並少吃高鹽的加工食品。

鹽分 1g 的 調味料使用法	
薄口醬油	1 小匙
減鹽醬油	2 小匙
米味噌	1+1/4 小匙
減鹽味噌	1 大匙 +1/3 小匙

多吃礦物質及膳食纖維，幫助排出鹽分

隨著年齡增長，腎功能會逐漸衰退，多餘的鹽分無法從尿液中排出。因此需增強腎功能，攝取膳食纖維，及富含鈣、鎂、鉀等礦物質的食物，以利於身體將鈉排出。在許多食材中都含有這些營養素，包括蔬菜、水果、海藻等，1 天請攝取 750g 以上。

4 大營養素的 1 日攝取量（1 天攝取 2100kcal 時適用）

● 鉀　4,700mg

酪梨、菠菜、
香瓜、鹿尾菜、
香蕉等

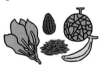

● 鈣　1,250mg

斑點莎瑙魚、
油豆腐、蝦乾、
杏仁、起司、
牛奶等

● 鎂　500 毫克

魩仔魚乾、
納豆、油炸豆皮、
大豆、杏仁、
花蛤等

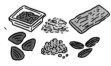

● 膳食纖維　30 公克

南瓜、牛蒡、
豆腐渣、昆布、
鹿尾菜等

Part 3

老外族如何吃？
點餐技巧大公開！
〔外食篇〕

開始減醣生活後，最困難的就是選擇外食，
因為不清楚每一種外食的含醣量，
想精準控制醣分並不簡單，因此建議，
在外用餐時不吃主食，或只吃一半最安心。

Data Index

該吃哪一道呢？

一般人都認為，大腦的能量來源只有葡萄糖。但是根據最近的研究，這已是錯誤的觀念了。

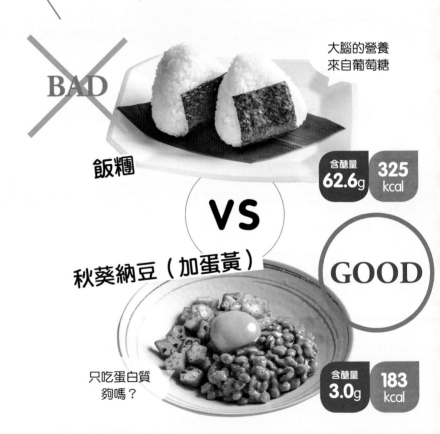

大腦的營養來自葡萄糖

BAD

飯糰

| 含醣量 62.6g | 325 kcal |

VS

秋葵納豆（加蛋黃）

GOOD

只吃蛋白質夠嗎？

| 含醣量 3.0g | 183 kcal |

不吃碳水化合物，大腦會罷工？

簡單來說，就算正在減醣，大腦也能正常工作。認為「葡萄糖」是大腦的唯一能量來源，已經是舊知識了。雖然吃下白飯後，內含的葡萄糖能馬上成為供給大腦的營養成分，但是沒用完卻無法儲存，多餘的葡萄糖會全部變成脂肪。根據最近的研究顯示，比起葡萄糖，大腦更喜歡使用從脂肪製造而出，且能穩定供應的「酮體」為能量。

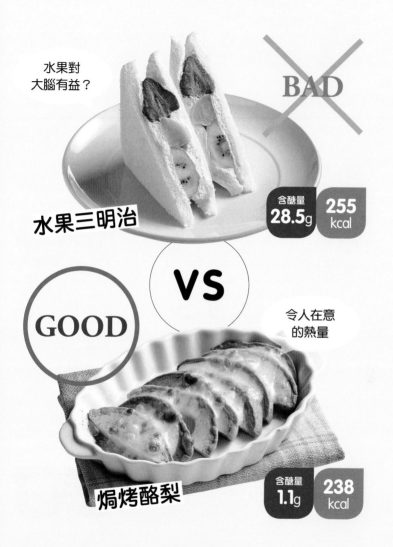

水果對
大腦有益？

BAD

水果三明治

含醣量
28.5g

255
kcal

VS

GOOD

令人在意
的熱量

焗烤酪梨

含醣量
1.1g

238
kcal

早上吃水果三明治，營養又健康？

　　日本有句俗語：「早餐的水果是黃金。」這是因為水果中的果糖能迅速分
解，成為大腦的能量所致。但是，水果三明治的麵包、水果及鮮奶油皆含有許
多醣分，容易致胖。不過，酪梨含有能抗氧化的維他命 E，及預防動脈硬化的
油酸、蛋白質、礦物質等，營養價值遠超過其他水果，再加上起司含蛋白質，
若搭配酪梨，能強化大腦血管，增加活力。

127

該吃哪一道呢？

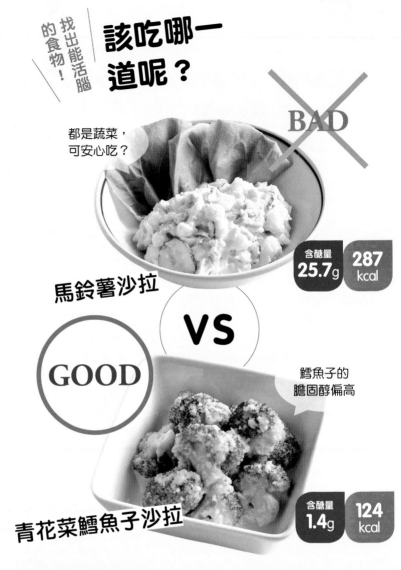

都是蔬菜，可安心吃？

BAD

含醣量 **25.7**g | **287** kcal

馬鈴薯沙拉

VS

GOOD

鱈魚子的膽固醇偏高

含醣量 **1.4**g | **124** kcal

青花菜鱈魚子沙拉

馬鈴薯沙拉有飽足感，卻無法穩定提供大腦能量

　　雖然馬鈴薯含碳水化合物，能被分解成葡萄糖並提供給大腦，但由於葡萄糖無法被儲存，因此不能穩定提供大腦能量。相反的，綠花椰菜的醣分低，且富含 β-胡蘿蔔素、維他命C、鉀、鈣、鐵質及膳食纖維，再加上鱈魚子雖富含膽固醇，卻不易致胖。體內有適當的膽固醇，血管才能強壯。

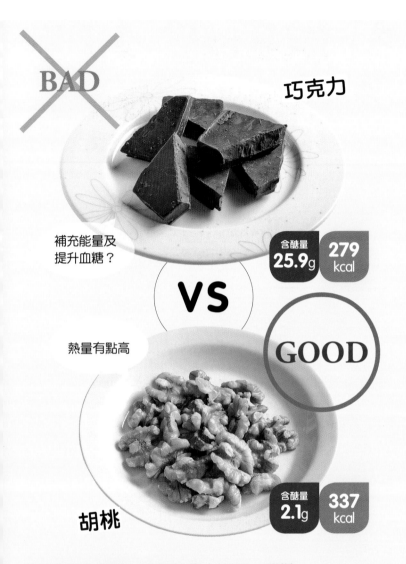

BAD

巧克力

補充能量及
提升血糖？

含醣量 **25.9**g 　**279** kcal

VS

熱量有點高

GOOD

胡桃

含醣量 **2.1**g 　**337** kcal

只以血糖為能量，容易注意力不足、憂鬱

　　一般多認為血糖低，大腦就很難思考，因此習慣性補充巧克力或糖果，實際上，這只是人們的一廂情願，並非事實。大腦的能量來源並非只有葡萄糖，從脂肪或蛋白質中獲得的酮體，也很適合做為能量。簡單來說，由於血糖值在一天中的變化較大，若大腦只以血糖為能量，容易使工作表現不穩定、孩子也會產生注意力不足過動症，甚至成為一般人罹患憂鬱症的主因。胡桃富含omega-3 脂肪酸類的 α-亞麻酸等，能在人體內合成 EPA、DHA，幫助預防高血壓與大腦老化。

說明篇 | 怎麼做才能 活腦？

想提升大腦的工作力，
需要醣分嗎？
該限醣或控制熱量，
怎麼做才能使大腦更有活力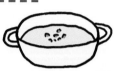

限制醣分

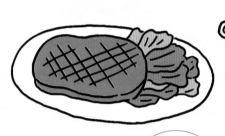

不吃米飯
或麵包！

VS

限制脂肪

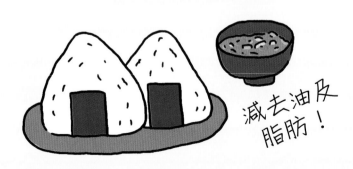

減去油及
脂肪！

想活腦，就必須攝取脂肪

　　為了活化大腦，使其正常運作，就需要脂肪。大腦的 60%由脂肪構成，透過磷脂質、花生四烯酸、DHA、EPA 等，也會影響神經細胞的工作效率，而這些營養成分不只能從食物中攝取，也可在體內自行合成。因此，若長期限制脂肪攝取，會使大腦的工作效率降低。此外，雖然醣分可成為大腦的能量來源，但就算沒有醣分，大腦也還是能從脂肪中獲得酮體，成為能量。

大腦也能從酮體中，獲得能量

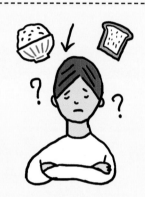

　　我們的身體擁有儲存能量的能力，若一個人一天的基礎代謝量是 1500kcal，他的體內便能儲存使用 10 小時的肝糖、67 天的中性脂肪及 16 天的蛋白質。哈佛大學的 Cahill 教授則進一步說明，一旦限制醣分攝取，大腦便會優先使用中性脂肪內的酮體，做為能量來源。

（Cahill GF： Annu Rev Nutr 2006;26:1-22）

大腦也需要膽固醇

　　膽固醇除了組成人體的 60 兆個細胞膜，也是腦神經細胞、荷爾蒙、消化液及維他命 D 的原料。腦神經藉由電信號來傳達資訊與進行記憶，因此，富含膽固醇的細胞膜必須負起讓電信號正確傳達的使命。目前也有報告顯示，大腦內的酮體對於治療難治性癲癇、阿茲海默症及帕金森氏症有良好效果。

■約 1000 億個腦神經細胞

（大隅典子：Anti-Aging Medicine 　2009; 5:700-705）

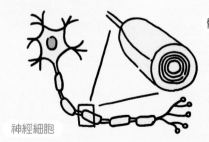

神經細胞

髓鞘（myelin sheath）

‖

脂肪膜：絕緣體

從腦中約 1000 億個神經細胞的細胞本體中，所延伸出來的細長突出物，由被稱為「髓鞘」（myelin sheath）的脂肪膜層蓋住，負責成為絕緣體。

該吃哪一道呢？

低脂料理

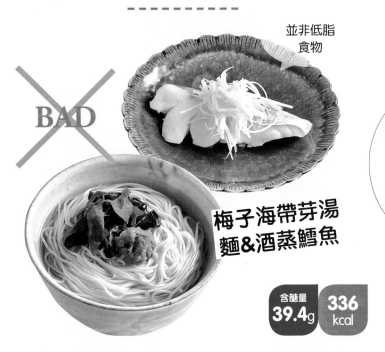

並非低脂
食物

BAD

梅子海帶芽湯麵&酒蒸鱈魚

含醣量
39.4g

336
kcal

鱈魚並非低脂食物，其實油脂量不少

　　低脂肪料理清淡爽口，也許容易消化，但膳食纖維與礦物質的含量實在太少了。湯麵因含醣分，食用後會使血糖上升，此外，鱈魚也並非低脂食物，本身所含油脂量較多。因此建議若想吃鱈魚，請搭配適量的葉菜，再加上好油涼拌，就能使 AGE 減少，幫助大腦抗老化。

兩種料理都感覺很健康，但是你知道嗎？
看似油脂多的地中海料理，反而能預防阿茲海默症。

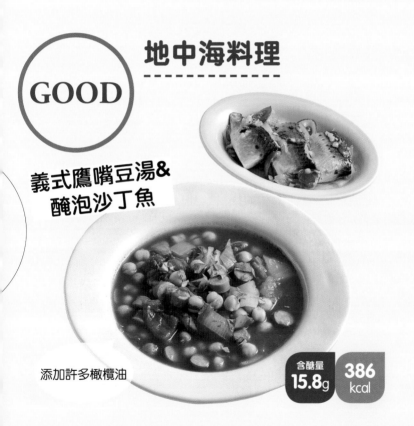

地中海料理

GOOD

義式鷹嘴豆湯&
醃泡沙丁魚

添加許多橄欖油

含醣量
15.8g

386
kcal

魚類含必須脂肪酸，能促進身體循環

沙丁魚屬於青背魚，富含 EPA、DHA 等必需脂肪酸；橄欖油中的油酸能活化腦細胞，因此能有效預防阿茲海默症。此外，鷹嘴豆含蛋白質，可幫助脂肪生成酮體，再搭配義式湯品，酸味能刺激味覺，讓人產生滿足感。

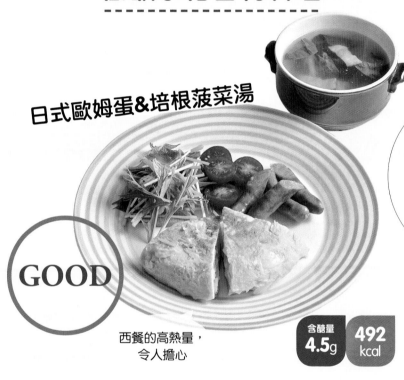

該吃哪一道呢？

低碳水化合物料理

日式歐姆蛋&培根菠菜湯

GOOD

西餐的高熱量，
令人擔心

含醣量
4.5g

492
kcal

膽固醇是人體必要成分，一定要攝取

　　過去我們普遍認為，膽固醇是造成動脈硬化的主因，因此每天只能吃 1 顆雞蛋。不過，目前已證實膽固醇是組成人體的必須成分之一，體內的膽固醇高，才能長壽。此外，膽固醇還能提高免疫力、增強細胞膜等，只要搭配蔬菜與肉類享用，就是營養又均衡的一餐。

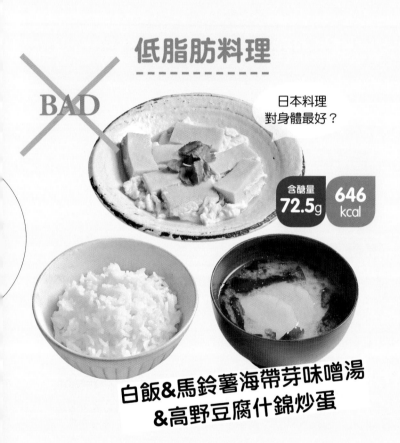

低脂肪料理

BAD

日本料理
對身體最好？

含醣量 **72.5**g **646** kcal

白飯&馬鈴薯海帶芽味噌湯 &高野豆腐什錦炒蛋

看似健康，卻添加太多醣分

　　白飯屬於碳水化合物，味噌湯中還加了馬鈴薯，醣分自然較高，容易誘發動脈硬化、肥胖與糖尿病。此外，高湯本身也偏甜，高野豆腐什錦炒蛋也使用大量砂糖調味，就算食材的醣分含量不多，也會因為使用不同調味料而增加醣分，一定要注意。

購買前，
仔細閱讀營養成分表

外食若少了飯就不太會點餐的人，不妨多利用便利商店的食品，
就算是冷凍食物也很豐盛，在外也能吃低醣餐點。
請一起學習如何在便利商店，輕鬆選擇安心又低醣的食物吧！

1 先看外包裝的標示

在便利商店挑選食品時，一定要先看成分，只要仔細確認外包裝的標示及食材，便能了解是否有添加高醣食物或調味料。

2 學會看營養成分

就算是加工食品，通常也會在包裝正面或背面標示營養成分，請務必仔細確認。一般來說會標出熱量、蛋白質、脂肪、碳水化合物、鈉、膳食纖維等，請仔細查看「碳水化合物」的分量，選擇含量少的即可。

3 不買飯糰、麵包，改吃沙拉、水煮蛋

請勿購買便利商店的飯糰、麵包、麵食或便當，改選蔬菜多的沙拉、水煮蛋、起司與關東煮等低醣餐點。此外，我還推薦生火腿、煎魚、烤雞肉等菜色，若下午容易餓，點心請選擇無調味堅果或起司。

4 若要喝湯，豬肉、蛤蜊是首選

湯品可選擇豬肉、花蛤或其他味噌湯，購買前記得確認營養成分及食材。喝完熱湯不但有飽足感，也能產生滿足。不過有些湯品中會加冬粉，導致醣分增加，請避免購買。

從外包裝來確認
營養成分的方法

確認便利商店的食品包含哪些食材、食物的含醣量等，非常重要。請學會看懂包裝上的營養成分。

【成分標示範例】

名稱	幕之內便當
食材名稱	米飯、日式唐揚炸雞塊、滷味（芋頭、紅蘿蔔、牛蒡、其他）、煎鮭魚、義大利麵、炸蝦、馬鈴薯沙拉、日式醃蘿蔔絲、裝飾菜、調味料（氨基酸等）、pH 調整劑、甘胺酸、食用色素（焦糖、類胡蘿蔔素、食用色素赤102、食用色素赤106、食用色素紅花黃）、香料、膨脹劑、甜味劑（甘草）、防腐劑（山梨酸鉀）（食材一部分包含小麥、雞蛋、大豆、牛肉）
內容量	1 人份
有效期限	西元△△年〇月〇〇日〇時
保存方法	請避免陽光直射與高溫潮濕
製造廠商	〇〇食品有限公司 台北市△△區△△路××

確認不含高醣食材再購買
如果含有小麥粉、馬鈴薯、砂糖等，要特別注意。

仔細確認甜味劑的標示
若含有砂糖或甜味劑，請確認是使用哪一種。

食品添加劑與食材會分開標示
原則上會列出所有食材，並按質量多寡的順序來記載。

【營養標示範例】

營養成分標示（每 100 公克中含量）	
熱量	483kcal
蛋白質	6.0g
脂肪	16.6g
碳水化合物	77.4g
鈉	73mg
膳食纖維	2.3g

注意是每 1 包的含量，還是每 100 公克
營養成分標示會因食品而異，有的會標示每 100 公克的含量，有則標示每 1 包的含量，請先確認。

確認碳水化合物與醣分的數值
重點是「碳水化合物」的含量，此外，最近會標示醣量的食品也變多了。

膳食纖維的含量也很重要
「含醣量」＝碳水化合物－膳食纖維，請先確認膳食纖維的含量，才能掌握正確的醣量。

關東煮・小菜・下酒菜

關東煮蘿蔔
（100 公克）

含醣量
4.5g

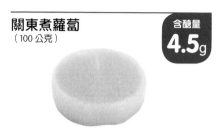

熱量	28kcal	鹽分	1.9g
蛋白質	0.9g	膳食纖維	1.3g

關東煮蒟蒻
（60 公克）

含醣量
1.1g

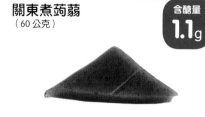

熱量	9kcal	鹽分	0.6g
蛋白質	0.4g	膳食纖維	1.3g

關東煮魚肉山芋餅
（100g）

含醣量
13.4g

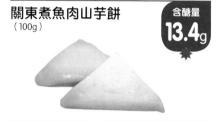

熱量	105kcal	鹽分	3.1g
蛋白質	10.6g	膳食纖維	0.0g

關東煮竹輪
（50g）

含醣量
7.7g

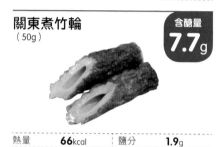

熱量	66kcal	鹽分	1.9g
蛋白質	6.4g	膳食纖維	0.0g

關東煮牛蒡天婦羅
（80g）

含醣量
12.3g

熱量	113kcal	鹽分	2.6g
蛋白質	9.5g	膳食纖維	0.6g

關東煮魚丸
（100g）

含醣量
8.5g

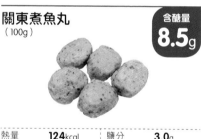

熱量	124kcal	鹽分	3.0g
蛋白質	12.7g	膳食纖維	0.0g

魷魚絲（少量）
（15g）

含醣量
0.1g

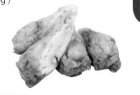

熱量	57kcal	鹽分	0.6g
蛋白質	1.0g	膳食纖維	0.0g

海帶芽莖
（15g）

含醣量
2.6g

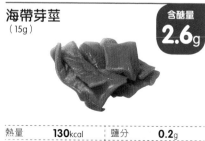

熱量	130kcal	鹽分	0.2g
蛋白質	5.8g	膳食纖維	0.0g

若正在進行減醣飲食，知道能在便利商店購買哪些食物很重要。關東煮、沙拉與小菜類是能安心食用的餐點，購買前，請務必確認成分標示。

生菜沙拉 1 份
（高麗菜 35g、番茄 20g、萵苣 20g）

含醣量 4.0g

熱量	**25**kcal	鹽分	**0.0**g
蛋白質	**1.1**g	膳食纖維	**1.4**g

牛蒡沙拉 1 份
（牛蒡 65g、紅蘿蔔 15g、小黃瓜 5g）

含醣量 7.6g

熱量	**109**kcal	鹽分	**0.5**g
蛋白質	**1.8**g	膳食纖維	**4.2**g

金平牛蒡 1 份
（牛蒡 50g、紅蘿蔔 20g）

含醣量 9.7g

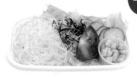

熱量	**93**kcal	鹽分	**1.2**g
蛋白質	**2.1**g	膳食纖維	**3.8**g

滷鹿尾菜 1 份
（鹿尾菜 4g、紅蘿蔔 10g、蒟蒻 10g）

含醣量 3.6g

熱量	**34**kcal	鹽分	**0.9**g
蛋白質	**1.0**g	膳食纖維	**2.2**g

拌煮豆腐渣 1 份
（豆腐渣 40g、蒟蒻 10g、紅蘿蔔 5g）

含醣量 6.4g

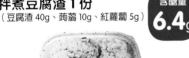
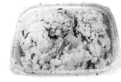

熱量	**81**kcal	鹽分	**0.7**g
蛋白質	**3.0**g	膳食纖維	**5.2**g

大豆五目煮
（大豆 30g、蒟蒻 10g、紅蘿蔔 10g）

含醣量 6.8g

熱量	**75**kcal	鹽分	**1.1**g
蛋白質	**4.7**g	膳食纖維	**3.3**g

醋拌冬粉 1 份
（冬粉 5g、高麗菜 10g、小黃瓜 5g）

含醣量 6.1g

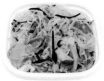

熱量	**64**kcal	鹽分	**0.8**g
蛋白質	**3.4**g	膳食纖維	**0.7**g

日式唐揚炸雞塊
（雞腿 90g）

含醣量 4.0g

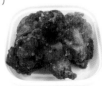

熱量	**207**kcal	鹽分	**0.4**g
蛋白質	**14.8**g	膳食纖維	**0.0**g

便利商店的食物這樣選！
小菜・麵・三明治・包子

可樂餅 1 個
（馬鈴薯 50g、綜合絞肉 25g、洋蔥 10g）

含醣量 12.8g

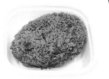

熱量	**215**kcal	鹽分	**0.6**g
蛋白質	**7.1**g	膳食纖維	**1.0**g

薯條 1 份
（100g）

含醣量 29.3g

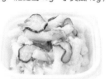

熱量	**237**kcal	鹽分	**0.5**g
蛋白質	**2.9**g	膳食纖維	**3.1**g

馬鈴薯沙拉 1 份
（馬鈴薯 70g、小黃瓜 15g、火腿 10g）

含醣量 12.8g

熱量	**164**kcal	鹽分	**0.9**g
蛋白質	**3.4**g	膳食纖維	**1.3**g

通心粉沙拉 1 份
（通心粉 40g、紅蘿蔔 15g、小黃瓜 10g）

含醣量 12.2g

熱量	**148**kcal	鹽分	**1.1**g
蛋白質	**2.6**g	膳食纖維	**1.1**g

日式海苔蕎麥涼麵
（蕎麥麵 170g）

含醣量 44.6g

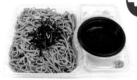

熱量	**245**kcal	鹽分	**1.4**g
蛋白質	**9.3**g	膳食纖維	**3.6**g

涼麵
（素麵 200g）

含醣量 56.0g

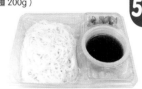

熱量	**287**kcal	鹽分	**2.7**g
蛋白質	**8.7**g	膳食纖維	**1.9**g

培根蛋麵
（義大利麵 250g、培根 30g）

含醣量 68.7g

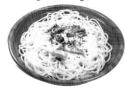

熱量	**816**kcal	鹽分	**3.0**g
蛋白質	**27.0**g	膳食纖維	**3.8**g

鱈魚子奶油義大利麵
（義大利麵 250g、鱈魚子 35g）

含醣量 71.3g

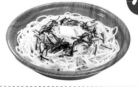

熱量	**711**kcal	鹽分	**3.1**g
蛋白質	**26.6**g	膳食纖維	**3.8**g

請仔細了解便利商店食品中，醣分偏高的餐點有哪些，像是薯類、義大利麵等。
此外，麵類、三明治及肉包等也是高醣食物，別吃太多。

火腿三明治
（吐司 40g、火腿 40g、萵苣 20g）

含醣量
18.7g

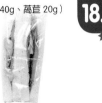

| 熱量 | **236**kcal | 鹽分 | **1.7**g |
| 蛋白質 | **10.6**g | 膳食纖維 | **1.1**g |

雞蛋三明治
（吐司 40g、雞蛋 50g）

含醣量
18.1g

| 熱量 | **270**kcal | 鹽分 | **1.2**g |
| 蛋白質 | **10.5**g | 膳食纖維 | **0.9**g |

馬鈴薯沙拉三明治
（吐司 40g、馬鈴薯 40g、萵苣 10g）

含醣量
25.3g

| 熱量 | **224**kcal | 鹽分 | **1.1**g |
| 蛋白質 | **5.8**g | 膳食纖維 | **1.8**g |

鮪魚三明治
（吐司 40g、罐頭鮪魚 40g、萵苣 10g）

含醣量
18.2g

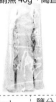

| 熱量 | **303**kcal | 鹽分 | **1.4**g |
| 蛋白質 | **11.2**g | 膳食纖維 | **1.0**g |

紅豆沙包 1 個
（110g）

含醣量
53.4g

| 熱量 | **309**kcal | 鹽分 | 極微量 |
| 蛋白質 | **6.5**g | 膳食纖維 | **3.0**g |

肉包 1 個
（110g）

含醣量
43.8g

| 熱量 | **276**kcal | 鹽分 | **1.0**g |
| 蛋白質 | **10.1**g | 膳食纖維 | **4.2**g |

披薩包 1 個
（110g）

含醣量
21.4g

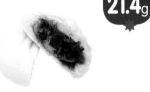

| 熱量 | **181**kcal | 鹽分 | **1.2**g |
| 蛋白質 | **5.8**g | 膳食纖維 | **0.9**g |

咖哩肉包 1 個
（110g）

含醣量
22.7g

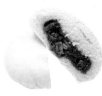

| 熱量 | **165**kcal | 鹽分 | **0.6**g |
| 蛋白質 | **4.3**g | 膳食纖維 | **0.8**g |

便利商店內要注意的食物！

飯糰・麵包・便當

鮭魚飯糰 1 個
（米飯 100g、鮭魚 10g、海苔 1g）

含醣量
36.9g

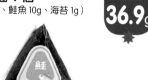

熱量	**188**kcal	鹽分	**0.2**g
蛋白質	**5.9**g	膳食纖維	**0.7**g

梅乾飯糰 1 個
（米飯 100g、梅乾 10g、海苔 1g）

含醣量
38.7g

熱量	**179**kcal	鹽分	**1.0**g
蛋白質	**3.1**g	膳食纖維	**0.9**g

昆布飯糰 1 個
（米飯 100g、昆布佃煮 8g、海苔 1g）

含醣量
39.1g

熱量	**177**kcal	鹽分	**0.8**g
蛋白質	**3.4**g	膳食纖維	**1.2**g

鮪魚美乃滋飯糰 1 個
（米飯 100g、鮪魚 10g、海苔 1g）

含醣量
36.9g

熱量	**213**kcal	鹽分	**0.4**g
蛋白質	**4.8**g	膳食纖維	**0.7**g

雞五目飯糰 1 個
（米飯 100g、雞腿肉 10g、海苔 1g）

含醣量
27.6g

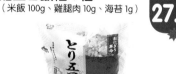

熱量	**143**kcal	鹽分	**0.4**g
蛋白質	**4.6**g	膳食纖維	**0.9**g

豆皮壽司 3 個
（米飯 100g、油炸豆皮 45g）

含醣量
45.2g

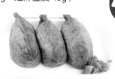

熱量	**381**kcal	鹽分	**1.4**g
蛋白質	**11.6**g	膳食纖維	**1.1**g

雞排堡
（漢堡用圓麵包 50g、雞排 50g、萵苣 20g）

含醣量
30.3g

熱量	**394**kcal	鹽分	**1.6**g
蛋白質	**16.7**g	膳食纖維	**1.6**g

蛋包飯 1 盤
（米飯 200g、雞蛋 75g、雞腿肉 30g）

含醣量
80.7g

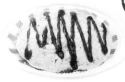

熱量	**695**kcal	鹽分	**3.2**g
蛋白質	**20.5**g	膳食纖維	**2.4**g

便利商店最具代表性的食物，非飯糰或便當了。但是，米飯、麵包等都含有許多醣分，非不得以要吃便當時，白飯請吃一半就好。

幕之內便當
（米飯 280g、青花魚 35g、玉子燒 30g）

含醣量 **136.2**g

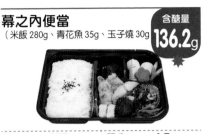

熱量	**857**kcal	鹽分	**4.7**g
蛋白質	**26.7**g	膳食纖維	**6.1**g

唐揚便當
（米飯 280g、雞腿肉 120g、馬鈴薯沙拉 20g）

含醣量 **115.5**g

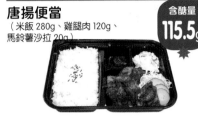

熱量	**812**kcal	鹽分	**1.4**g
蛋白質	**28.2**g	膳食纖維	**1.9**g

燒肉便當
（米飯 280g、牛肋肉 90g）

含醣量 **116.7**g

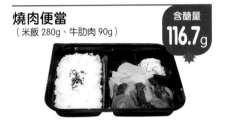

熱量	**974**kcal	鹽分	**2.1**g
蛋白質	**22.1**g	膳食纖維	**2.4**g

漢堡便當
（米飯 280g、漢堡肉 80g）

含醣量 **127.1**g

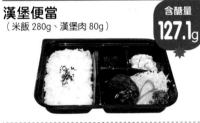

熱量	**747**kcal	鹽分	**3.4**g
蛋白質	**19.5**g	膳食纖維	**2.2**g

薑燒便當
（米飯 280g、豬里肌肉 90g）

含醣量 **114.1**g

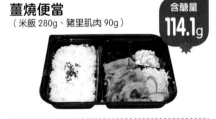

熱量	**837**kcal	鹽分	**2.6**g
蛋白質	**25.9**g	膳食纖維	**1.9**g

里肌豬排便當
（米飯 280g、豬里肌肉 100g）

含醣量 **126.9**g

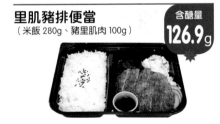

熱量	**1050**kcal	鹽分	**2.6**g
蛋白質	**30.4**g	膳食纖維	**2.7**g

炸蝦便當
（米飯 280g、炸蝦 80g）

含醣量 **126.4**g

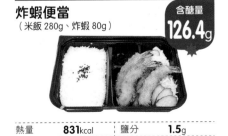

熱量	**831**kcal	鹽分	**1.5**g
蛋白質	**16.7**g	膳食纖維	**1.9**g

炸牡蠣便當
（米飯 280g、炸牡蠣 85g）

含醣量 **123.4**g

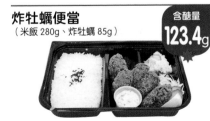

熱量	**980**kcal	鹽分	**3.6**g
蛋白質	**17.8**g	膳食纖維	**2.4**g

每罐中含多少醣呢？

飲料（茶類・果汁・咖啡等）

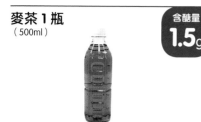

麥茶 1 瓶
（500ml）

含醣量
1.5g

熱量	**5**kcal	鹽分	**0.0**g
蛋白質	極微量	膳食纖維	**0.0**g

烏龍茶 1 瓶
（500ml）

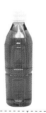

含醣量
0.5g

熱量	**0**kcal	鹽分	**0.0**g
蛋白質	極微量	膳食纖維	**0.0**g

綠茶 1 瓶裝
（500ml）

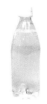

含醣量
1.0g

熱量	**10**kcal	鹽分	**0.0**g
蛋白質	**1.0**g	膳食纖維	**0.0**g

果汁水 1 瓶（含 30%果汁）
（500ml）

含醣量
57.0g

熱量	**230**kcal	鹽分	**0.0**g
蛋白質	極微量	膳食纖維	**0.0**g

汽水 1 瓶
（500ml）

含醣量
51.0g

熱量	**205**kcal	鹽分	**0.0**g
蛋白質	極微量	膳食纖維	**0.0**g

運動飲料 1 瓶
（500ml）

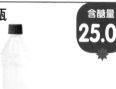

含醣量
25.0g

熱量	**100**kcal	鹽分	**0.0**g
蛋白質	**0.0**g	膳食纖維	**0.0**g

蔬菜汁
（200ml）

含醣量
10.1g

熱量	**45**kcal	鹽分	**0.6**g
蛋白質	**1.2**g	膳食纖維	**0.9**g

番茄汁
（190ml）

含醣量
6.3g

熱量	**32**kcal	鹽分	**1.1**g
蛋白質	**1.3**g	膳食纖維	**1.3**g

飲料或咖啡一旦喝太多，容易攝取過多醣分。在保特瓶、鋁罐或鐵罐上，皆有標示「營養成分」，飲用前請先確認再喝。

冰咖啡〔砂糖・牛奶〕
（200ml）

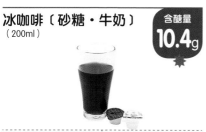

含醣量 **10.4**g

熱量	**53**kcal	鹽分	**0.0**g
蛋白質	**0.6**g	膳食纖維	**0.0**g

熱咖啡〔砂糖・牛奶〕
（150ml）

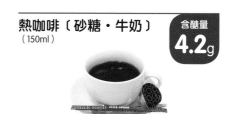

含醣量 **4.2**g

熱量	**29**kcal	鹽分	**0.0**g
蛋白質	**0.5**g	膳食纖維	**0.0**g

咖啡飲料〔砂糖・牛奶〕
（190ml）

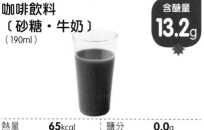

含醣量 **13.2**g

熱量	**65**kcal	鹽分	**0.0**g
蛋白質	**0.6**g	膳食纖維	**0.0**g

奶茶 1 瓶
（500ml）

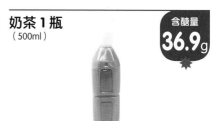

含醣量 **36.9**g

熱量	**170**kcal	鹽分	**0.1**g
蛋白質	**1.1**g	膳食纖維	**0.0**g

檸檬茶 1 瓶
（500ml）

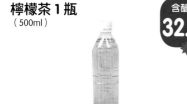

含醣量 **32.2**g

熱量	**126**kcal	鹽分	**0.0**g
蛋白質	**0.5**g	膳食纖維	**0.0**g

咖啡歐蕾〔砂糖・牛奶〕
（190ml）

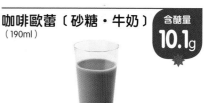

含醣量 **10.1**g

熱量	**85**kcal	鹽分	**0.1**g
蛋白質	**3.2**g	膳食纖維	**0.0**g

可可亞
（500ml）

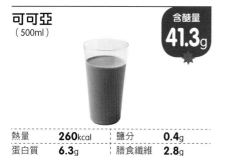

含醣量 **41.3**g

熱量	**260**kcal	鹽分	**0.4**g
蛋白質	**6.3**g	膳食纖維	**2.8**g

調味豆漿
（200ml）

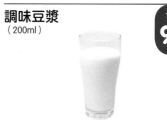

含醣量 **9.0**g

熱量	**128**kcal	鹽分	**0.2**g
蛋白質	**6.4**g	膳食纖維	**0.6**g

飲料（乳製品）・ 酒精類

乳酸菌飲料
（130ml）

含醣量
13.1g

熱量	**57**kcal	鹽分	**0.6**g
蛋白質	**1.0**g	膳食纖維	**0.0**g

優格飲料
（200ml）

含醣量
24.4g

熱量	**130**kcal	鹽分	**0.2**g
蛋白質	**5.8**g	膳食纖維	**0.0**g

咖啡牛奶
（200ml）

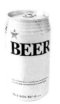

含醣量
14.4g

熱量	**112**kcal	鹽分	**0.2**g
蛋白質	**4.4**g	膳食纖維	**0.0**g

水果牛奶
（200ml）

含醣量
19.8g

熱量	**92**kcal	鹽分	**0.2**g
蛋白質	**2.4**g	膳食纖維	**0.0**g

罐裝啤酒
（350ml）

BEER

含醣量
10.9g

熱量	**140**kcal	鹽分	**0.0**g
蛋白質	**1.1**g	膳食纖維	**0.0**g

罐裝啤酒〔無醣〕
（350ml）

糖質ゼロ
ビール

含醣量
0.0g

熱量	**81**kcal	鹽分	**0.0**g
蛋白質	**0.4**g	膳食纖維	**4.2**g

發泡酒 1 罐
（350ml）

発泡酒

含醣量
12.6g

熱量	**158**kcal	鹽分	**0.0**g
蛋白質	**0.4**g	膳食纖維	**0.0**g

罐裝燒酒 Highball
（350ml）

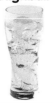

含醣量
0.0g

熱量	**206**kcal	鹽分	**0.0**g
蛋白質	**0.0**g	膳食纖維	**0.0**g

咖啡及水果牛奶雖然是牛奶，但添加大量砂糖；酒精飲料也必須先了解含醣量後再喝，才能安心飲用。

燒酒〔加冰塊〕
（60ml）

含醣量
0.0g

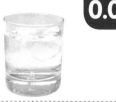

| 熱量 | **88**kcal | 鹽分 | **0.0**g |
| 蛋白質 | **0.0**g | 膳食纖維 | **0.0**g |

日本酒
（180ml）

含醣量
8.1g

| 熱量 | **193**kcal | 鹽分 | **0.0**g |
| 蛋白質 | **0.7**g | 膳食纖維 | **0.0**g |

熟成不甜紅酒
（100ml）

含醣量
1.5g

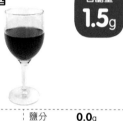

| 熱量 | **73**kcal | 鹽分 | **0.0**g |
| 蛋白質 | **0.2**g | 膳食纖維 | **0.0**g |

熟成不甜白酒
（100ml）

含醣量
2.0g

| 熱量 | **73**kcal | 鹽分 | **0.0**g |
| 蛋白質 | **0.1**g | 膳食纖維 | **0.0**g |

白蘭地
（60ml）

含醣量
0.0g

| 熱量 | **142**kcal | 鹽分 | **0.0**g |
| 蛋白質 | **0.0**g | 膳食纖維 | **0.0**g |

威士忌
（60ml）

含醣量
0.0g

| 熱量 | **142**kcal | 鹽分 | **0.0**g |
| 蛋白質 | **0.0**g | 膳食纖維 | **0.0**g |

琴酒
（30ml）

含醣量
0.1g

| 熱量 | **142**kcal | 鹽分 | **0.0**g |
| 蛋白質 | **0.0**g | 膳食纖維 | **0.0**g |

梅酒〔加冰塊〕
（60ml）

含醣量
12.4g

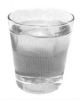

| 熱量 | **94**kcal | 鹽分 | **0.0**g |
| 蛋白質 | **0.1**g | 膳食纖維 | **0.0**g |

●便利商店

關東煮、下酒菜、

小菜、麵、包子、三明治、

飯糰、麵包、便當

飲料（茶類）、果汁、咖啡等、

飲料（乳製品）、酒精類

含醣量高，要控制分量的料理①

含醣量
51.2g

水果蛋糕
（110g）

熱量	**378**kcal
蛋白質	**8.1**g
鹽分	**0.2**g
膳食纖維	**0.7**g

蒙布朗
（70g）

熱量	**338**kcal
蛋白質	**3.5**g
鹽分	**0.2**g
膳食纖維	**1.9**g

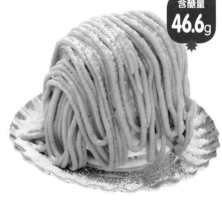

含醣量
46.6g

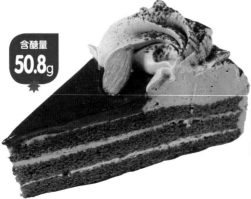

含醣量
50.8g

巧克力蛋糕
（110g）

熱量	**498**kcal
蛋白質	**10.6**g
鹽分	**0.4**g
膳食纖維	**2.7**g

點心篇 （蛋糕・和菓子）

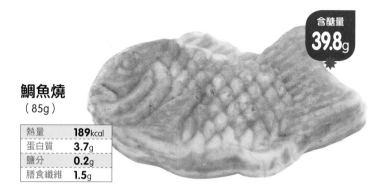

含醣量
39.8g

鯛魚燒
（85g）

熱量	**189**kcal
蛋白質	**3.7**g
鹽分	**0.2**g
膳食纖維	**1.5**g

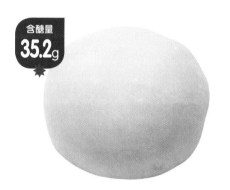

含醣量
35.2g

大福
（70g）

熱量	**165**kcal
蛋白質	**3.4**g
鹽分	**0.1**g
膳食纖維	**1.8**g

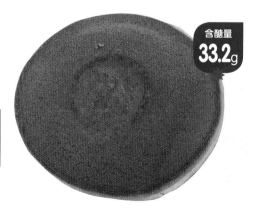

含醣量
33.2g

銅鑼燒
（60g）

熱量	**170**kcal
蛋白質	**3.7**g
鹽分	**0.2**g
膳食纖維	**2.1**g

149

含醣量高，要控制分量的料理②

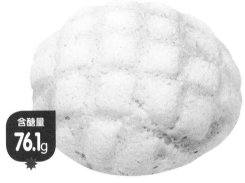

香瓜麵包
（100g）

熱量	**485**kcal
蛋白質	**10.0**g
鹽分	**1.1**g
膳食纖維	**2.5**g

含醣量
76.1g

含醣量
57.2g

蒸糕
（100g）

熱量	**323**kcal
蛋白質	**5.4**g
鹽分	**0.6**g
膳食纖維	**1.4**g

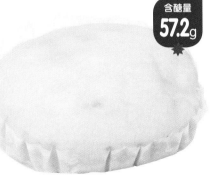

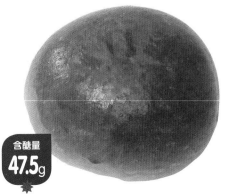

紅豆麵包
（100g）

熱量	**280**kcal
蛋白質	**7.9**g
鹽分	**0.7**g
膳食纖維	**2.7**g

含醣量
47.5g

點心篇 甜麵包・零食

洋芋片
（70g）

熱量	**388**kcal
蛋白質	**3.3**g
鹽分	**0.7**g
膳食纖維	**2.9**g

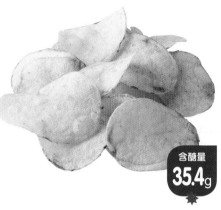

含醣量
35.4g

含醣量
51.4g

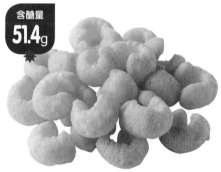

玉米零食
（80g）

熱量	**421**kcal
蛋白質	**4.2**g
鹽分	**1.0**g
膳食纖維	**0.8**g

仙貝（3片）
（20g）

熱量	**75**kcal
蛋白質	**1.6**g
鹽分	**0.4**g
膳食纖維	**0.2**g

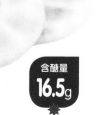

含醣量
16.5g

在居酒屋時，這樣點餐最安心！

誰說糖尿病友或減肥的人，不能吃外食？
只要記得點餐及用餐的訣竅，
就能安心喝酒及參加聚餐。

1 減醣時，最適合去居酒屋吃飯

減醣期間，不適合吃米飯、麵或麵包等主食。不過，若在居酒屋用餐，因餐點以下酒菜為主，又可單點，因此安心吃也無妨，只要避開以馬鈴薯或南瓜為主的食物即可。此外，茶泡飯或拉麵等也要少吃。

2 想喝酒，燒酒或威士忌是首選

減醣時雖然能喝酒，但要避開醣分多的啤酒、發泡酒、日本酒、紹興酒與雞尾酒等。建議可改喝燒酒或威士忌等蒸餾酒、不甜的葡萄酒等。若是喝沙瓦，只要選擇生搾的即可。

3 烤雞肉串、日式燒肉都能吃

烤雞肉串與日式燒肉也是很推薦的餐點之一，一般來說會有鹽味及醬汁口味，但請務必選擇鹽味，因為醬汁常會添加許多砂糖及味醂。若挑選下酒菜，請選擇生魚片、義式薄切生肉或烤魚等，味道較單純的餐點。

4 吃肉時，記得搭配蔬菜

對正在執行減醣飲食的人來說，一定要留心蛋白質的攝取量，雖然可以吃肉，但吃太多還是可能危害健康。因此吃肉時，建議搭配以葉菜類及綠花椰菜為主，低醣且富含維他命、礦物質的沙拉或下酒菜等，營養較均衡。

在居酒屋可安心喝
的低醣酒大公開！

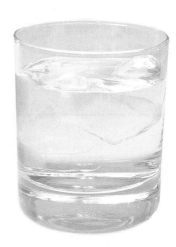

燒酒〔加冰塊〕
（60毫升）

point
沙瓦的醣分高，建議喝燒酒，並透過加冰塊或加開水、熱水、茶來稀釋。

蛋白質	0.0g
鹽分	0.0g
膳食纖維	0.0g

含醣量	
0.0g	88 kcal

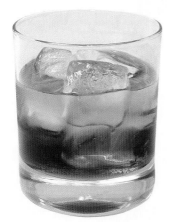

威士忌
（60ml）

蛋白質	0.0g
鹽分	0.0g
膳食纖維	0.0g

含醣量	
0.0g	142 kcal

point
可加冰塊或開水來稀釋。此外，加入碳酸飲料來稀釋的烈性雞尾酒 highnall（高球），也是不錯的選擇。

熟成不甜白酒
（100ml）

蛋白質	0.1g
鹽分	0.0g
膳食纖維	—

含醣量	
2.0g	73 kcal

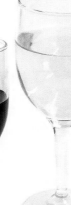

熟成不甜紅酒
（100ml）

蛋白質	0.2g
鹽分	0.0g
膳食纖維	—

含醣量	
1.5g	73 kcal

point
請避開太甜的葡萄酒，選擇不甜的葡萄酒或香檳較好。

下酒菜・小菜

毛豆
（毛豆 20g）

含醣量 **0.9**g

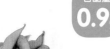

熱量	**27**kcal	鹽分	**0.1**g
蛋白質	**2.3**g	膳食纖維	**0.9**g

涼拌豆腐
（絹豆腐 100g）

含醣量 **1.8**g

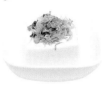

熱量	**59**kcal	鹽分	**0.0**g
蛋白質	**5.3**g	膳食纖維	**0.4**g

中華風涼拌豆腐
（絹豆腐 100g、小黃瓜 10g、
紅辣椒 5g）

含醣量 **3.1**g

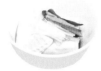

熱量	**70**kcal	鹽分	**0.4**g
蛋白質	**5.4**g	膳食纖維	**0.6**g

醋拌岡村枝管藻
（岡村枝管藻 50g）

含醣量 **0.8**g

熱量	**7**kcal	鹽分	**0.4**g
蛋白質	**0.3**g	膳食纖維	**0.7**g

魩仔魚蘿蔔泥
（蘿蔔 80g、魩仔魚 5g）

含醣量 **2.3**g

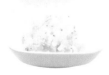

熱量	**20**kcal	鹽分	**0.2**g
蛋白質	**1.5**g	膳食纖維	**1.0**g

醃漬小菜 3 種
（大白菜 20g、茄子 20g、
小黃瓜 15g）

含醣量 **1.2**g

熱量	**10**kcal	鹽分	**1.3**g
蛋白質	**0.7**g	膳食纖維	**1.1**g

梅肉拌山藥
（山藥 60g）

含醣量 **9.1**g

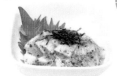

熱量	**48**kcal	鹽分	**0.8**g
蛋白質	**1.8**g	膳食纖維	**0.8**g

蘿蔔沙拉（不含沙拉醬）
（蘿蔔 200g、萵苣 20g、小黃瓜 20g）

含醣量 **6.7**g

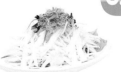

熱量	**44**kcal	鹽分	**1.7**g
蛋白質	**1.4**g	膳食纖維	**3.3**g

居酒屋的下酒菜種類很多，含醣量都很低，包括毛豆、涼拌豆腐、泡菜、沙拉與生魚片等，皆能安心享用。若要小酌，請選擇燒酒、Highball 等無醣酒。

海鮮沙拉
（高麗菜 50g、萵苣 30g、蝦子 25g、花枝 20g、海帶芽 0.3g）

含醣量 **2.3**g

熱量	**54**kcal	鹽分	**0.4**g
蛋白質	**9.2**g	膳食纖維	**1.3**g

豆腐沙拉
（絹豆腐 100g、番茄 40g、萵苣 30g）

含醣量 **3.8**g

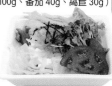

熱量	**70**kcal	鹽分	**0.0**g
蛋白質	**5.8**g	膳食纖維	**1.3**g

綜合生魚片
（鰤魚 30g、花枝 20g、甜蝦 15g，含醬油）

含醣量 **1.8**g

熱量	**119**kcal	鹽分	**0.8**g
蛋白質	**13.5**g	膳食纖維	**0.5**g

生牡蠣
（牡蠣 30g）

含醣量 **1.4**g

熱量	**18**kcal	鹽分	**0.4**g
蛋白質	**2.0**g	膳食纖維	**0.0**g

烏賊素麵
（花枝 20g，不含醬油）

含醣量 **0.0**g

熱量	**18**kcal	鹽分	**0.2**g
蛋白質	**3.6**g	膳食纖維	**0.0**g

鮪魚生魚片
（鮪魚 40g，不含醬油）

含醣量 **0.6**g

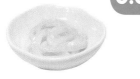

熱量	**54**kcal	鹽分	**0.0**g
蛋白質	**10.7**g	膳食纖維	**0.3**g

鮭魚生魚片
（鮭魚 40g，不含醬油）

含醣量 **0.6**g

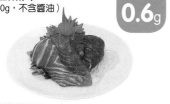

熱量	**99**kcal	鹽分	**0.0**g
蛋白質	**8.1**g	膳食纖維	**0.3**g

甜蝦生魚片
（甜蝦 20g，不含醬油）

含醣量 **0.6**g

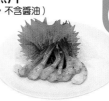

熱量	**21**kcal	鹽分	**0.2**g
蛋白質	**4.1**g	膳食纖維	**0.3**g

下酒菜・小菜

鰹魚半敲燒
（鰹魚 120g，不含醬油）

含醣量 **0.9**g

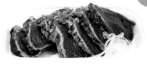

熱量	**142**kcal	鹽分	**0.1**g
蛋白質	**31.1**g	膳食纖維	**0.3**g

鮪魚山藥
（鮪魚 60g、薄葉野山藥 50g）

含醣量 **7.2**g

熱量	**113**kcal	鹽分	**0.8**g
蛋白質	**17.5**g	膳食纖維	**0.6**g

生馬肉
（馬肉 30g，含醬油）

含醣量 **0.2**g

熱量	**33**kcal	鹽分	**0.1**g
蛋白質	**6.1**g	膳食纖維	**0.0**g

義式薄切生肉
（鯛魚 60g）

含醣量 **0.2**g

熱量	**144**kcal	鹽分	**0.2**g
蛋白質	**13.5**g	膳食纖維	**0.5**g

醃泡鮭魚
（煙燻鮭魚 55g、洋蔥 35g、
小黃瓜 15g）

含醣量 **3.4**g

熱量	**199**kcal	鹽分	**0.5**g
蛋白質	**11.6**g	膳食纖維	**0.8**g

生春捲
（高麗菜 50g、雞脯肉 5g、蝦子 20g、
生春捲皮 1 片／9g）

含醣量 **23.1**g

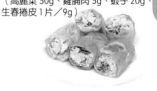

熱量	**184**kcal	鹽分	**0.1**g
蛋白質	**17.6**g	膳食纖維	**2.0**g

日式高湯煎蛋卷
（雞蛋 50g）

含醣量 **4.2**g

熱量	**97**kcal	鹽分	**0.6**g
蛋白質	**6.3**g	膳食纖維	**0.3**g

鹽燒秋刀魚
（秋刀魚 60g）

含醣量 **0.0**g

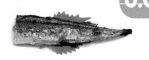

熱量	**105**kcal	鹽分	**0.8**g
蛋白質	**8.8**g	膳食纖維	**0.1**g

鹽燒鮭魚 1 塊
（鮭魚 55g）

含醣量
0.1g

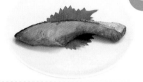

熱量	**77**kcal	鹽分	**1.0**g
蛋白質	**13.1**g	膳食纖維	**0.1**g

鹽燒遠東多線魚
（遠東多線魚 250g）

含醣量
1.4g

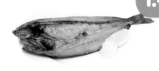

熱量	**220**kcal	鹽分	**2.6**g
蛋白質	**27.5**g	膳食纖維	**0.4**g

鹽燒剖開竹筴魚
（竹筴魚 85g、蘿蔔 30g）

含醣量
0.9g

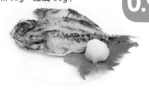

熱量	**116**kcal	鹽分	**1.0**g
蛋白質	**12.5**g	膳食纖維	**0.5**g

烤青花魚
（青花魚 70g、蘿蔔 30g）

含醣量
1.1g

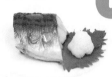

熱量	**168**kcal	鹽分	**1.5**g
蛋白質	**15.6**g	膳食纖維	**0.5**g

柳葉魚 5 隻
（柳葉魚 130g）

含醣量
0.2g

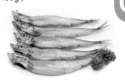

熱量	**177**kcal	鹽分	**1.6**g
蛋白質	**24.3**g	膳食纖維	**0.0**g

照燒鰤魚 1 塊
（鰤魚 70g）

含醣量
4.1g

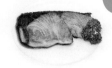

熱量	**218**kcal	鹽分	**1.3**g
蛋白質	**15.6**g	膳食纖維	**0.0**g

唐揚炸鰈魚
（鰈魚 50g）

含醣量
1.5g

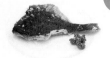

熱量	**87**kcal	鹽分	**0.4**g
蛋白質	**10.0**g	膳食纖維	**0.1**g

唐揚炸章魚
（章魚 100g）

含醣量
11.9g
★

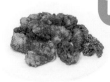

熱量	**220**kcal	鹽分	**1.4**g
蛋白質	**22.3**g	膳食纖維	**0.2**g

下酒菜・小菜

烤花枝
（花枝 140g）

含醣量 11.4g ✳

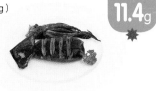

熱量	**218**kcal	鹽分	**5.2**g
蛋白質	**35.6**g	膳食纖維	**0.0**g

奶油花蛤
（花蛤 125g，帶殼）

含醣量 1.6g

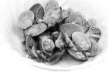

熱量	**73**kcal	鹽分	**1.6**g
蛋白質	**3.5**g	膳食纖維	**0.2**g

湯豆腐
（木綿豆腐 100g、鴻喜菇 10g、白蘿蔔芽菜 5g）

含醣量 1.9g

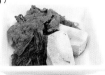

熱量	**59**kcal	鹽分	**0.0**g
蛋白質	**5.3**g	膳食纖維	**0.8**g

日式油炸高湯豆腐
（豆腐 100g、蘿蔔 20g）

含醣量 9.2g

熱量	**168**kcal	鹽分	**0.9**g
蛋白質	**7.4**g	膳食纖維	**0.8**g

肉豆腐
（木綿豆腐 100g、牛肩里肌肉 50g、蒟蒻絲 30g）

含醣量 7.6g

熱量	**280**kcal	鹽分	**1.9**g
蛋白質	**16.4**g	膳食纖維	**2.1**g

綜合起司
（起司 120g）

含醣量 1.3g

熱量	**422**kcal	鹽分	**3.1**g
蛋白質	**24.8**g	膳食纖維	**0.0**g

日耳曼洋芋
（馬鈴薯 100g、培根 15g）

含醣量 16.7g ✳

熱量	**171**kcal	鹽分	**0.8**g
蛋白質	**3.6**g	膳食纖維	**1.4**g

奶油馬鈴薯
（馬鈴薯 100g、奶油 8g）

含醣量 17.9g ✳

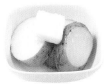

熱量	**144**kcal	鹽分	**0.2**g
蛋白質	**1.6**g	膳食纖維	**1.8**g

起司烤馬鈴薯
（油炸馬鈴薯 180g、起司 40g、培根 20g）

含醣量
53.3g

熱量	**704**kcal	鹽分	**2.4**g
蛋白質	**16.9**g	膳食纖維	**5.6**g

滷豬雜
（豬雜 50g、蒟蒻 50g、蘿蔔 40g）

含醣量
21.7g

熱量	**214**kcal	鹽分	**1.9**g
蛋白質	**8.7**g	膳食纖維	**3.0**g

滷牛筋
（牛筋 60g、蒟蒻 40g）

含醣量
7.6g

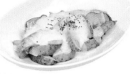

熱量	**142**kcal	鹽分	**2.3**g
蛋白質	**18.4**g	膳食纖維	**1.1**g

麻婆冬粉
（乾冬粉 20g、豬絞肉 15g、韭菜 15g）

含醣量
20.0g

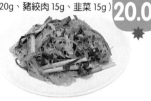

熱量	**171**kcal	鹽分	**1.5**g
蛋白質	**4.3**g	膳食纖維	**2.0**g

什錦火鍋
（大白菜 100g、雞腿肉 40g、鱈魚 40g豆腐 35g、蔥 30g、蝦子 20g、香菇 20g）

含醣量
10.7g

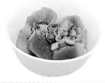

熱量	**224**kcal	鹽分	**2.8**g
蛋白質	**22.7**g	膳食纖維	**4.5**g

石狩鍋
（鮭魚 120g、馬鈴薯 100g、蘿蔔 60g）

含醣量
38.4g

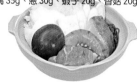

熱量	**437**kcal	鹽分	**11.0**g
蛋白質	**38.2**g	膳食纖維	**4.2**g

海苔茶泡飯
（米飯 160g）

含醣量
62.4g

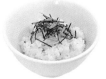

熱量	**285**kcal	鹽分	**2.3**g
蛋白質	**4.4**g	膳食纖維	**0.6**g

鮭魚茶泡飯
（米飯 160g、鮭魚 15g）

含醣量
59.1g

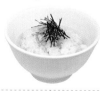

熱量	**295**kcal	鹽分	**0.4**g
蛋白質	**8.5**g	膳食纖維	**0.6**g

下酒菜・小菜

居酒屋

串燒店

日式燒肉店

烤雞串・其他

烤雞腿肉串（鹽味）1 串
（雞腿肉 35g）

含醣量 **0.0**g

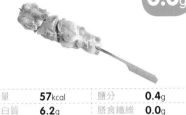

熱量	**57**kcal	鹽分	**0.4**g
蛋白質	**6.2**g	膳食纖維	**0.0**g

烤蔥段雞腿肉串（鹽味）1 串
（雞腿肉 30g、蔥 10g）

含醣量 **0.5**g

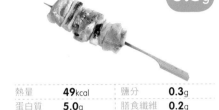

熱量	**49**kcal	鹽分	**0.3**g
蛋白質	**5.0**g	膳食纖維	**0.2**g

烤雞丸串（鹽味）1 串
（雞絞肉 40g）

含醣量 **1.3**g

熱量	**82**kcal	鹽分	**1.0**g
蛋白質	**8.8**g	膳食纖維	**0.2**g

烤雞皮串（鹽味）1 串
（雞皮 30g）

含醣量 **0.0**g

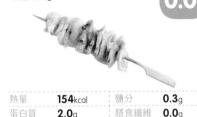

熱量	**154**kcal	鹽分	**0.3**g
蛋白質	**2.0**g	膳食纖維	**0.0**g

烤雞脯肉串（鹽味）1 串
（雞脯肉 35g）

含醣量 **0.0**g

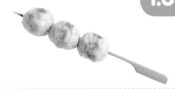

熱量	**38**kcal	鹽分	**0.3**g
蛋白質	**8.2**g	膳食纖維	**0.0**g

烤雞軟骨串（鹽味）1 串
（雞軟骨 30g）

含醣量 **0.1**g

熱量	**16**kcal	鹽分	**0.6**g
蛋白質	**3.8**g	膳食纖維	**0.0**g

烤雞翅前段 1 串
（雞翅前段 80g，含骨頭）

含醣量 **0.0**g

熱量	**95**kcal	鹽分	**0.5**g
蛋白質	**7.9**g	膳食纖維	**0.0**g

烤雞心串（鹽味）1 串
（雞心臟 30g）

含醣量 **0.0**g

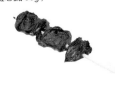

熱量	**62**kcal	鹽分	**0.4**g
蛋白質	**4.4**g	膳食纖維	**0.0**g

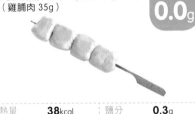
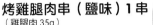

減醣飲食期間，最推薦的外食就是烤雞肉串，通常醬汁的含醣量較高，因此建議沾鹽食用。此外，也可搭配沙拉等生鮮蔬菜，營養又均衡。

烤豬五花肉串（鹽味）1串
（豬五花肉 30g）

含醣量
0.0g

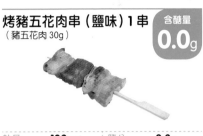

熱量	**130**kcal	鹽分	**0.3**g
蛋白質	**4.0**g	膳食纖維	**0.0**g

烤豬五花蘆筍串（鹽味）1串
（豬五花肉 40g）

含醣量
0.5g

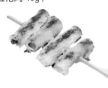

熱量	**178**kcal	鹽分	**0.1**g
蛋白質	**5.9**g	膳食纖維	**0.4**g

烤雞腿肉串（醬汁）1串
（雞腿肉 35g）

含醣量
1.6g
✱

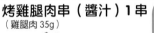

熱量	**66**kcal	鹽分	**0.4**g
蛋白質	**6.4**g	膳食纖維	**0.0**g

烤蔥段雞腿肉串（醬汁）1串
（雞腿肉 30g、蔥 10g）

含醣量
2.1g
✱

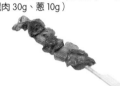

熱量	**57**kcal	鹽分	**0.4**g
蛋白質	**5.2**g	膳食纖維	**0.2**g

烤雞丸串（醬汁）1串
（雞絞肉 40g）

含醣量
3.6g
✱

熱量	**94**kcal	鹽分	**0.9**g
蛋白質	**9.1**g	膳食纖維	**0.2**g

烤雞肝串（醬汁）1串
（雞肝 30g）

含醣量
1.5g
✱

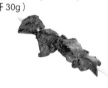

熱量	**40**kcal	鹽分	**0.3**g
蛋白質	**5.8**g	膳食纖維	**0.0**g

培根捲麻糬串 1串
（麻糬 10g、培根 20g）

含醣量
5.0g
✱

熱量	**105**kcal	鹽分	**0.7**g
蛋白質	**3.0**g	膳食纖維	**0.1**g

減醣TIP

不沾醬汁改選鹽味，便可輕鬆減醣

烤雞肉串屬於低醣食物，但沾醬加了許多砂糖，若不小心吃太多會攝取過多醣分，因此選擇鹽味較好。

烤肉・小菜

牛背肉
（牛背肉 90g）

含醣量
0.2g

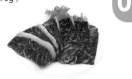

| 熱量 | **409**kcal | 鹽分 | **0.1**g |
| 蛋白質 | **11.3**g | 膳食纖維 | **0.1**g |

牛里肌肉
（牛里肌肉 105g）

含醣量
0.3g

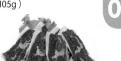

| 熱量 | **430**kcal | 鹽分 | **0.1**g |
| 蛋白質 | **14.9**g | 膳食纖維 | **0.1**g |

牛腹胸肉
（牛腹胸肉 150g）

含醣量
0.0g

| 熱量 | **514**kcal | 鹽分 | **0.0**g |
| 蛋白質 | **19.9**g | 膳食纖維 | **0.1**g |

雞腿肉〔燒肉用〕
（雞腿肉 120g）

含醣量
0.1g

| 熱量 | **241**kcal | 鹽分 | **0.1**g |
| 蛋白質 | **19.5**g | 膳食纖維 | **0.1**g |

松阪豬
（豬肩里肌肉 90g）

含醣量
0.1g

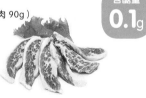

| 熱量 | **231**kcal | 鹽分 | **0.1**g |
| 蛋白質 | **16.0**g | 膳食纖維 | **0.1**g |

德國香腸〔燒肉用〕
（德國香腸 70g）

含醣量
2.2g

| 熱量 | **226**kcal | 鹽分 | **1.3**g |
| 蛋白質 | **9.3**g | 膳食纖維 | **0.1**g |

牛瘤胃
（牛瘤胃 100g）

含醣量
0.0g

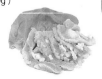

| 熱量 | **183**kcal | 鹽分 | **0.1**g |
| 蛋白質 | **24.6**g | 膳食纖維 | **0.1**g |

牛舌
（牛舌 90g）

含醣量
0.2g

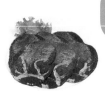

| 熱量 | **243**kcal | 鹽分 | **0.2**g |
| 蛋白質 | **13.7**g | 膳食纖維 | **0.1**g |

日式燒肉因熱量與脂肪含量高，不宜在減肥時吃。但是，如果正在減醣或斷醣，就可多吃，可有效減少飯及麵類的食用量。

內臟
（內臟 100g）

含醣量 **0.1**g

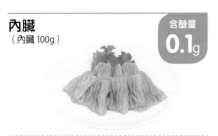

熱量	**163**kcal	鹽分	**0.2**g
蛋白質	**9.4**g	膳食纖維	**0.1**g

綜合蔬菜〔燒肉用〕
（洋蔥 75g、高麗菜 50g、玉米 45g、香菇 20g、南瓜 30g）

含醣量 **19.5**g ✹

熱量	**115**kcal	鹽分	**0.0**g
蛋白質	**4.1**g	膳食纖維	**5.3**g

韓式三色小菜
（菠菜 45g、豆芽菜 45g、蘿蔔 40g）

含醣量 **4.1**g

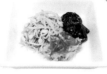

熱量	**61**kcal	鹽分	**1.7**g
蛋白質	**3.2**g	膳食纖維	**3.1**g

肉膾
（牛腿肉 100g）

含醣量 **3.1**g

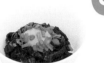

熱量	**277**kcal	鹽分	**0.7**g
蛋白質	**23.9**g	膳食纖維	**0.1**g

韓式拌飯
（米飯 250g、菠菜 45g）

含醣量 **98.4**g ✹

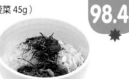

熱量	**507**kcal	鹽分	**2.4**g
蛋白質	**10.6**g	膳食纖維	**6.2**g

韓式泡飯
（米飯 100g、雞蛋 25g）

含醣量 **39.1**g ✹

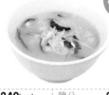

熱量	**240**kcal	鹽分	**2.5**g
蛋白質	**9.3**g	膳食纖維	**1.6**g

涼麵
（涼麵 170g、叉燒 20g、梨子 30g）

含醣量 **75.4**g ✹

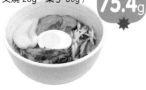

熱量	**405**kcal	鹽分	**3.9**g
蛋白質	**11.4**g	膳食纖維	**1.7**g

韓式煎餅 1 塊（175g）
（小麥粉 25g、韭菜 25g）

含醣量 **20.5**g ✹

熱量	**266**kcal	鹽分	**0.8**g
蛋白質	**12.1**g	膳食纖維	**2.0**g

在外用餐時，
這樣點餐最安心

減醣時，最困難的就是選擇餐點了。
在一般餐廳或定食屋不知該吃什麼的人，
只要掌握重點，也能吃得安心健康。

1 盡量單點，不吃主食

定食或套餐通常會包含米飯、麵等主食，因此請盡量單點。跟以往相
比，最近能單點配菜的餐廳變多了，為了避免大魚大肉，點餐時請別
忘了蔬菜。

2 多點小菜及下酒菜

捨棄套餐，盡量選擇前菜、沙拉或下酒菜等單點料理。若想喝酒，可點
低醣的葡萄酒、烈性雞尾酒 Highball（高球）或燒酒等。

3 部分配菜的醣分高，要少吃

漢堡、牛排等屬於低醣料理，但配菜常是高醣食物，包括薯條、奶油
燉蘿蔔、嫩煎玉米等，含醣量非常高，要避免食用。

4 先吃蔬菜再吃飯、麵

如果真的想吃米飯或麵等主食，建議先吃蔬菜再吃主食，透過膳食纖
維，讓身體吸收碳水化合物的速度減緩，避免血糖快速上升。

在餐廳可安心吃的
低醣餐點！

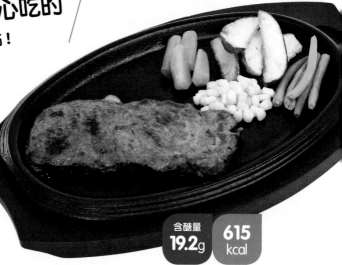

牛排套餐
（牛腰肉 100g）

蛋白質	23.7g
鹽分	2.3g
膳食纖維	2.9g

point
記得牛排不要淋醬汁，不吃配菜，就能安心享用。

含醣量 **19.2**g　**615** kcal

凱撒沙拉
（萵苣 30g、沙拉醬 30g）

蛋白質	7.8g
鹽分	1.0g
膳食纖維	0.9g

point
沙拉一定要先點並先吃完，才能抑制血糖上升。

含醣量 **4.4**g　**302** kcal

豆腐酪梨沙拉
（豆腐 50g）

蛋白質	4.1g
鹽分	0.0g
膳食纖維	1.7g

point
酪梨含有豐富脂肪且醣少，最適合在吃不飽時，當作填飽肚子的點心。

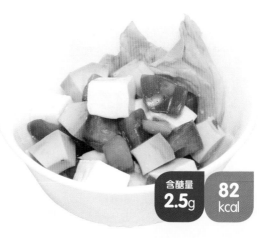

含醣量 **2.5**g　**82** kcal

常見的單點料理

和風漢堡肉套餐
（綜合絞肉 100g、薯條 40g、紅蘿蔔 30g）

含醣量 **28.0**g

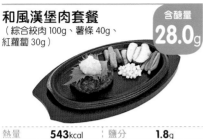

熱量	**543**kcal	鹽分	**1.8**g
蛋白質	**24.7**g	膳食纖維	**4.2**g

法式漢堡肉套餐
（綜合絞肉 100g、薯條 40g、紅蘿蔔 30g）

含醣量 **29.8**g

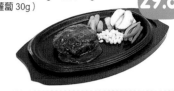

熱量	**566**kcal	鹽分	**2.5**g
蛋白質	**24.9**g	膳食纖維	**3.9**g

義式漢堡肉套餐
（綜合絞肉 100g、薯條 40g、紅蘿蔔 30g）

含醣量 **32.9**g

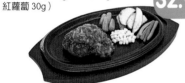

熱量	**592**kcal	鹽分	**3.0**g
蛋白質	**26.0**g	膳食纖維	**6.1**g

里肌牛排套餐
（牛里肌肉 130g、薯條 40g、紅蘿蔔 30g）

含醣量 **19.5**g

熱量	**422**kcal	鹽分	**2.3**g
蛋白質	**29.9**g	膳食纖維	**2.9**g

漢堡肉套餐
（綜合絞肉 100g、薯條 40g、紅蘿蔔 30g）

含醣量 **26.7**g

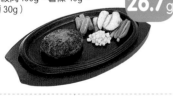

熱量	**535**kcal	鹽分	**1.8**g
蛋白質	**24.4**g	膳食纖維	**3.7**g

焗烤通心粉
（通心粉 90g、洋蔥 30g、蝦子 20g）

含醣量 **35.3**g

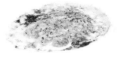

熱量	**390**kcal	鹽分	**2.3**g
蛋白質	**18.0**g	膳食纖維	**1.9**g

千層麵
（千層麵 100g、牛絞肉 50g、洋蔥 25g）

含醣量 **47.4**g ⭐

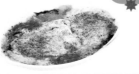

熱量	**591**kcal	鹽分	**4.9**g
蛋白質	**26.3**g	膳食纖維	**4.7**g

番茄肉醬焗烤飯
（米飯 200g、牛絞肉 40g、洋蔥 15g）

含醣量 **82.5**g ⭐

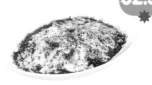

熱量	**605**kcal	鹽分	**3.3**g
蛋白質	**19.7**g	膳食纖維	**3.5**g

請確實了解一般餐廳中，各餐點的含醣量，若想吃漢堡肉或排餐，請單點。此外，義大利麵與焗烤飯的醣分高，不宜吃太多。

香辣茄醬通心麵
（直通粉 160g、水煮番茄罐頭 150g、洋蔥 25g）

含醣量 **49.9**g

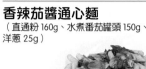

熱量	**394**kcal	鹽分	**2.3**g
蛋白質	**10.6**g	膳食纖維	**5.6**g

蒜片辣椒義大利麵
（義大利麵 250g）

含醣量 **67.8**g

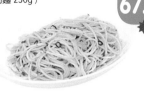

熱量	**469**kcal	鹽分	**2.0**g
蛋白質	**13.2**g	膳食纖維	**4.0**g

鱈魚子和風義大利麵
（義大利麵 250g、鱈魚子 80g）

含醣量 **69.3**g

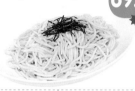

熱量	**608**kcal	鹽分	**6.1**g
蛋白質	**33.1**g	膳食纖維	**3.8**g

蛤蜊義大利麵
（義大利麵 250g、花蛤 60g）

含醣量 **69.5**g

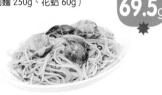

熱量	**563**kcal	鹽分	**2.8**g
蛋白質	**16.9**g	膳食纖維	**4.0**g

濃番茄義大利麵
（義大利麵 250g、水煮番茄罐頭 100g、洋蔥 25g）

含醣量 **72.2**g

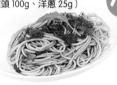

熱量	**460**kcal	鹽分	**2.7**g
蛋白質	**14.3**g	膳食纖維	**5.6**g

和風雙菇義大利麵
（義大利麵 250g、鴻喜菇 30g、金針菇 25g）

含醣量 **70.1**g

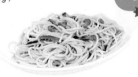

熱量	**561**kcal	鹽分	**2.9**g
蛋白質	**16.6**g	膳食纖維	**7.1**g

番茄肉醬義大利麵
（義大利麵 250g、牛絞肉 50g、洋蔥 20g）

含醣量 **77.7**g

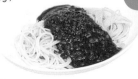

熱量	**614**kcal	鹽分	**4.3**g
蛋白質	**25.0**g	膳食纖維	**7.2**g

日式拿坡里義大利麵
（義大利麵 250g、德國香腸 30g、洋蔥 30g）

含醣量 **78.3**g

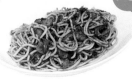

熱量	**643**kcal	鹽分	**3.7**g
蛋白質	**18.4**g	膳食纖維	**5.5**g

常見的定食

烤魚定食
（米飯 200g、秋刀魚 65g、蘿蔔 20g）

含醣量 77.0g

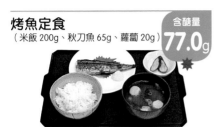

熱量	**508**kcal	鹽分	**2.5**g
蛋白質	**15.4**g	膳食纖維	**1.8**g

野菜定食
（米飯 200g、高麗菜 60g、豬腿肉 50g）

含醣量 81.0g

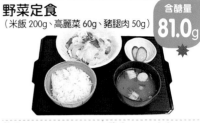

熱量	**597**kcal	鹽分	**3.2**g
蛋白質	**19.1**g	膳食纖維	**4.0**g

薑燒定食
（米飯 200g、豬里肌肉 90g、高麗菜 50g）

含醣量 82.7g

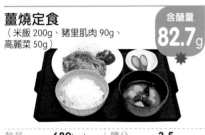

熱量	**680**kcal	鹽分	**3.5**g
蛋白質	**25.2**g	膳食纖維	**2.5**g

唐揚定食
（米飯 200g、雞腿肉 120g、高麗菜 50g）

含醣量 84.9g

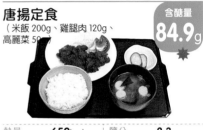
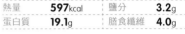

熱量	**659**kcal	鹽分	**2.3**g
蛋白質	**27.6**g	膳食纖維	**2.7**g

味噌燉青花魚定食
（米飯 200g、青花魚 80g）

含醣量 83.3g

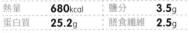

熱量	**572**kcal	鹽分	**2.8**g
蛋白質	**24.5**g	膳食纖維	**1.9**g

燉魚定食
（米飯 200g、鰈魚 200g）

含醣量 84.1g

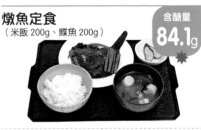
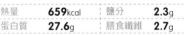

熱量	**502**kcal	鹽分	**3.1**g
蛋白質	**27.5**g	膳食纖維	**1.7**g

生魚片定食
（米飯 200g、生魚片〈鮭魚 20g、花枝 20g、章魚 20g〉）

含醣量 78.6g

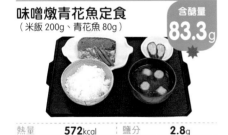
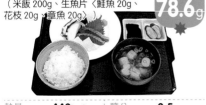

熱量	**442**kcal	鹽分	**2.5**g
蛋白質	**20.1**g	膳食纖維	**1.9**g

天婦羅定食
（米飯 200g、天婦羅〈蝦子 20g、沙 20g、蓮藕 20g、青椒 20g〉）

含醣量 108.3g

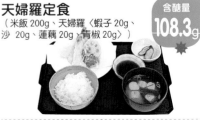

熱量	**807**kcal	鹽分	**3.8**g
蛋白質	**23.3**g	膳食纖維	**3.7**g

若想吃定食，記得飯只能吃一半，或完全不吃。如果擔心肚子餓，可再加點涼拌豆腐、沙拉等低醣小菜。

里肌豬排
（米飯 200g、豬里肌肉 100g、高麗菜 50g）

含醣量 **90.9**g

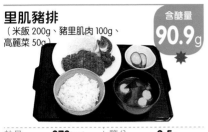

熱量	**873**kcal	鹽分	**2.5**g
蛋白質	**29.6**g	膳食纖維	**3.4**g

綜合炸物定食
（米飯 200g、油炸物〈牡蠣 35g、蝦子 20g、鱈魚 60g〉）

含醣量 **90.0**g

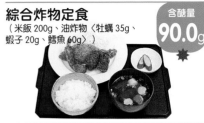

熱量	**715**kcal	鹽分	**3.5**g
蛋白質	**27.3**g	膳食纖維	**2.9**g

炸雞脯肉排定食
（米飯 200g、雞脯肉 60g、高麗菜 50g）

含醣量 **85.9**g

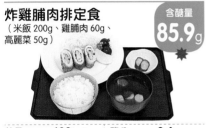

熱量	**630**kcal	鹽分	**3.4**g
蛋白質	**27.6**g	膳食纖維	**3.2**g

八寶菜定食
（米飯 200g、大白菜 40g、豬五花肉 30g）

含醣量 **87.5**g

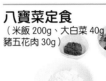

熱量	**695**kcal	鹽分	**4.8**g
蛋白質	**21.9**g	膳食纖維	**3.3**g

餃子定食
（米飯 200g、豬絞肉 20g、高麗菜 20g）

含醣量 **93.3**g

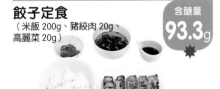

熱量	**554**kcal	鹽分	**4.2**g
蛋白質	**13.7**g	膳食纖維	**2.9**g

麻婆豆腐定食
（米飯 200g、木綿豆腐 100g、豬絞肉 25g）

含醣量 **78.7**g

熱量	**535**kcal	鹽分	**4.7**g
蛋白質	**19.2**g	膳食纖維	**2.4**g

蟹肉定食
（米飯 200g、雞蛋 80g、螃蟹 30g）

含醣量 **81.6**g

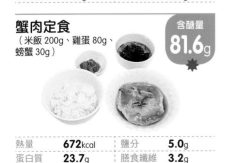

熱量	**672**kcal	鹽分	**5.0**g
蛋白質	**23.7**g	膳食纖維	**3.2**g

糖醋豬肉定食
（米飯 200g、豬腿肉 65g、洋蔥 40g）

含醣量 **112.3**g

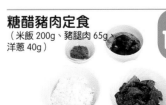

熱量	**734**kcal	鹽分	**6.3**g
蛋白質	**22.6**g	膳食纖維	**4.7**g

安心吃速食，
方法大公開！

趕時間時能輕鬆快速的用餐，正是速食的魅力。
不過，漢堡及熱狗的醣分也不少，因此建議點餐時，
以炸雞、沙拉等副餐為主食，有效減少醣分攝取。

1 以配菜為主食，不吃漢堡

副餐類的炸雞、沙拉、法蘭克福香腸等含醣量低，適合用來減醣。至於湯品，因為能讓肚子有飽足感，也可以喝。但是玉米濃湯的醣分高，必須多注意。

2 搭配沙拉，均衡營養

雖然建議多吃副餐，但若因此吃下大量炸雞，對身體並無益處。建議可搭配沙拉均衡營養，但要避開高醣的玉米或馬鈴薯等副餐。

3 飲料請選擇無糖茶或咖啡

點飲料時，因奶昔、可樂與柳橙汁的含糖量高，不建議飲用。請改喝烏龍茶、無糖的冰紅茶或咖啡。至於現榨果汁雖然也含糖，但因富含維他命、礦物質，若只是少量飲用並無妨。

4 湯品以蔬菜湯為主

沙拉的分量少，若想增加蔬菜的食用量，可點蔬菜湯飲用。吃的順序為沙拉→湯→炸雞，從膳食纖維量多的食物開始吃，才能預防血糖急速上升。

可安心享用的
速食餐點！

含醣量 **120**
2.2g kcal

炸雞
（50g）

蛋白質	**8.9**g
鹽分	**0.3**g
膳食纖維	**0.0**g

point
炸雞雖然熱量高，但
含醣量低，搭配沙拉
就能安心享用。

雞塊
（5個／100g）

蛋白質	**23.2**g
鹽分	**0.8**g
膳食纖維	**0.4**g

point
口感鬆脆，建議不沾
醬汁吃最好。

含醣量 **225**
3.1g kcal

含醣量 **158**
3.1g kcal

法蘭克福香腸
（50g）

蛋白質	**6.4**g
鹽分	**1.0**g
膳食纖維	**0.0**g

point
副餐也可選擇法蘭克福香
腸，但記得不要加番茄醬
或芥末醬。

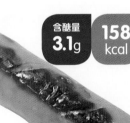

該如何選速食？

漢堡・披薩・奶昔

漢堡
（漢堡用圓麵包 50 公克、
法式肉醬派 40 公克、萵苣 20 公克）

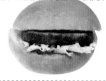

含醣量 **29.9**g	
熱量 **258**kcal	鹽分 **1.5**g
蛋白質 **9.8**g	膳食纖維 **1.7**g

起司漢堡
（漢堡用圓麵包 50 公克、
法式肉醬派 40 公克、萵苣 20 公克、
起司 10 公克）

含醣量 **30.0**g	
熱量 **292**kcal	鹽分 **1.7**g
蛋白質 **12.1**g	膳食纖維 **1.7**g

培根起司漢堡
（漢堡用圓麵包 50g、法式肉醬派 40g、
萵苣 20g、培根 10g、起司 10g）

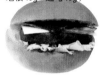

含醣量 **29.5**g	
熱量 **324**kcal	鹽分 **1.8**g
蛋白質 **13.1**g	膳食纖維 **1.7**g

培根萵苣漢堡
（漢堡用圓麵包 50g、法式肉醬派 40g、
萵苣 20g、培根 10g）

含醣量 **27.7**g	
熱量 **355**kcal	鹽分 **1.6**g
蛋白質 **11.3**g	膳食纖維 **1.5**g

香魚堡
（漢堡用圓麵包 50g、油炸白肉魚 50g、
萵苣 20g）

含醣量 **28.1**g	
熱量 **338**kcal	鹽分 **1.3**g
蛋白質 **15.0**g	膳食纖維 **1.5**g

香雞堡
（漢堡用圓麵包 50g、炸雞排 50g、
萵苣 20g）

含醣量 **30.3**g	
熱量 **394**kcal	鹽分 **1.6**g
蛋白質 **16.7**g	膳食纖維 **1.6**g

照燒堡
（漢堡用圓麵包 50g、法式肉醬派 40g、
萵苣 20g）

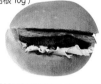

含醣量 **27.6**g	
熱量 **375**kcal	鹽分 **1.7**g
蛋白質 **10.1**g	膳食纖維 **1.3**g

減醣TIP

不吃漢堡，只單點副餐

速食店的菜單越來越豐富，連副餐
的選擇都很多，就算只單點雞塊、
炸雞、法蘭克福香腸等低醣食物，
也能獲得滿足。

速食因口感鬆脆，容易有滿足感，但是漢堡、熱狗或披薩的麵包、餅皮，因含醣量高，建議只吃一半就好。

熱狗
（紡錘形麵包 60g、德國香腸 30g、
萵苣 10g）

含醣量
29.3g

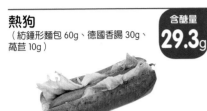

熱量	**262**kcal	鹽分	**1.4**g
蛋白質	**9.1**g	膳食纖維	**1.3**g

披薩
（披薩餅皮 100g、起司 40g、
綠蘆筍 30g）

含醣量
75.4g

熱量	**577**kcal	鹽分	**3.4**g
蛋白質	**22.2**g	膳食纖維	**4.1**g

披薩〔肉類〕
（披薩餅皮 100g、起司 40g、
香腸 40g）

含醣量
75.8g

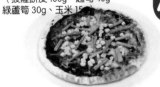

熱量	**666**kcal	鹽分	**4.3**g
蛋白質	**26.3**g	膳食纖維	**3.5**g

披薩〔魚類〕
（披薩餅皮 100g、魚類 0g、起司 40g）

含醣量
74.8g

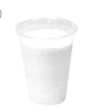

熱量	**599**kcal	鹽分	**3.7**g
蛋白質	**34.9**g	膳食纖維	**3.5**g

披薩〔蔬菜類〕
（披薩餅皮 100g、起司 40g、
綠蘆筍 30g、玉米 15g）

含醣量
77.7g

熱量	**551**kcal	鹽分	**3.2**g
蛋白質	**21.6**g	膳食纖維	**4.7**g

奶昔
（中杯 320g）

含醣量
52.3g

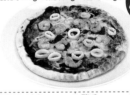

熱量	**290**kcal	鹽分	**0.4**g
蛋白質	**7.6**g	膳食纖維	**0.0**g

減醣TIP

外送也單點，不叫套餐

若想叫外送，建議單點沙拉、雞塊與炸雞等副餐，並搭配熱湯，就算不吃主食，也能有飽足感。

減醣TIP

選擇無糖飲料，不喝甜的

奶昔與可樂等飲料的含糖量很高，請盡量選擇無糖的烏龍茶、冰紅茶或咖啡。

含醣量高，要控制分量的料理①

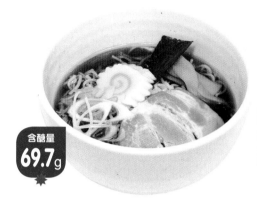

醬油拉麵
（中華麵 230g、叉燒 20g、筍乾 20g、鳴門卷 10g、蔥 5g）

含醣量
69.7g

熱量	**429**kcal
蛋白質	**20.9**g
鹽分	**5.6**g
膳食纖維	**3.2**g

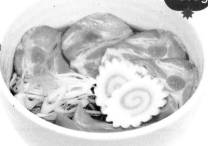

含醣量
70.6g

叉燒麵
（中華麵 230g、叉燒 40g、筍乾 20g、鳴門卷 10g、蔥 5g）

熱量	**463**kcal
蛋白質	**24.5**g
鹽分	**6.0**g
膳食纖維	**3.1**g

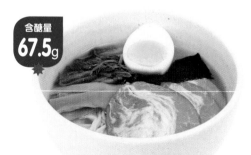

含醣量
67.5g

鹽味拉麵
（中華麵 230g、叉燒 30g、波菜 30g、雞蛋 25g、筍乾 20g）

熱量	**497**kcal
蛋白質	**24.6**g
鹽分	**5.6**g
膳食纖維	**3.8**g

主食篇 拉麵

豚骨拉麵
（中華麵 230g、叉燒 20g、
豆芽菜 20g、蔥 5g）

熱量	**455**kcal
蛋白質	**20.8**g
鹽分	**5.3**g
膳食纖維	**3.7**g

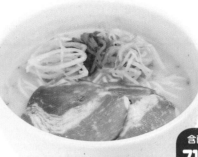

含醣量
71.9g

含醣量
73.1g

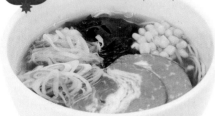

味噌拉麵
（中華麵 230g、叉燒 50g、
豆芽菜 20g、玉米 20g、蔥 5g、
海帶芽 0.5g）

熱量	**477**kcal
蛋白質	**22.5**g
鹽分	**5.4**g
膳食纖維	**5.1**g

含醣量
71.2g

料多拉麵
（中華麵 230g、叉燒 50g、
雞蛋 25g、豆芽菜 20g、
筍乾 20g、鳴門卷 10g、
蔥 5g、海帶芽 0.5g）

熱量	**526**kcal
蛋白質	**30.5**g
鹽分	**6.5**g
膳食纖維	**3.9**g

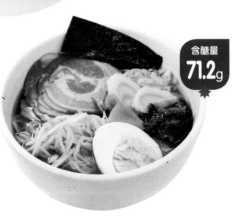

含醣量高，要控制分量的料理②

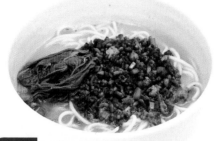

擔擔麵
（中華麵 230g、豬絞肉
40g、菠菜 25g）

熱量	**788**kcal
蛋白質	**32.8**g
鹽分	**6.5**g
膳食纖維	**5.2**g

含醣量
74.1g

含醣量
67.4g

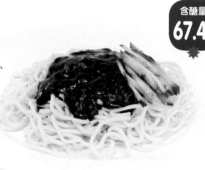

炸醬麵
（中華麵 230g、豬絞肉 50g、
小黃瓜 25g）

熱量	**500**kcal
蛋白質	**22.9**g
鹽分	**3.2**g
膳食纖維	**4.0**g

含醣量
68.9g

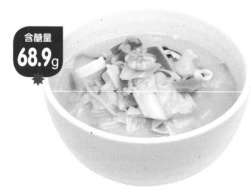

什錦麵
（中華麵 230g、豬肉 25g、
高麗菜 30g、花枝 25g、
紅蘿蔔 20g、蝦子 10g）

熱量	**591**kcal
蛋白質	**30.0**g
鹽分	**5.7**g
膳食纖維	**4.7**g

主食篇 湯麵・炒麵

餛飩麵
（中華麵 230g、青江菜 40g、
豬絞肉 25g、餛飩皮 25g）

熱量	**658**kcal
蛋白質	**29.1**g
鹽分	**4.9**g
膳食纖維	**4.9**g

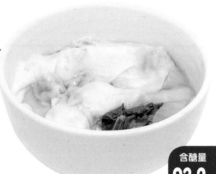

含醣量
93.2g

含醣量
65.6g

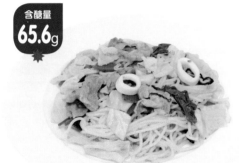

鹽燒蕎麥麵
（蒸中華麵 170g、高麗菜 50g、豬五
花肉 30g、花枝 20g、蝦子 20g、紅
蘿蔔 15g、韭菜 10g）

熱量	**676**kcal
蛋白質	**21.8**g
鹽分	**2.5**g
膳食纖維	**5.3**g

含醣量
74.0g

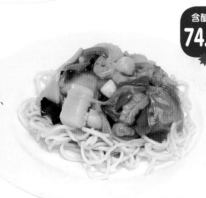

海鮮炒蕎麥麵
（蒸中華麵 170g、大白菜 40g、
花枝 30g、蝦子 10g、
紅蘿蔔 20g、帆立貝 10g）

熱量	**580**kcal
蛋白質	**19.1**g
鹽分	**2.2**g
膳食纖維	**4.6**g

含醣量高，要控制分量的料理③

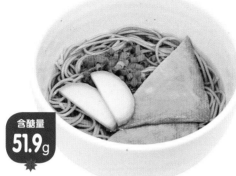

狐蕎麥麵
（蕎麥麵 170g、油炸豆皮 20g、魚板 10g、蔥 5g）

熱量	**363**kcal
蛋白質	**15.6**g
鹽分	**3.3**g
膳食纖維	**3.8**g

含醣量
51.9g

含醣量
47.4g

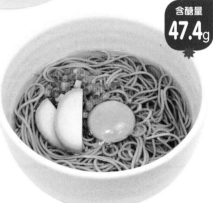

月見蕎麥麵
（蕎麥麵 170g、雞蛋 50g、魚板 10g、蔥 5g）

熱量	**344**kcal
蛋白質	**17.7**g
鹽分	**3.1**g
膳食纖維	**3.5**g

含醣量
49.6g

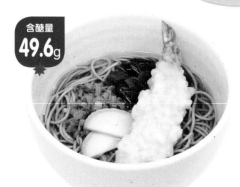

天婦羅蕎麥麵
（蕎麥麵 170g、蝦子 20g、魚板 10g、蔥 5g、海帶芽 1g）

熱量	**321**kcal
蛋白質	**15.7**g
鹽分	**3.1**g
膳食纖維	**3.8**g

主食篇 蕎麥麵

山藥蕎麥麵
（蕎麥麵 170g、細葉野山藥 30g、魚板 10g、蔥 5g）

熱量	**288**kcal
蛋白質	**12.3**g
鹽分	**2.9**g
膳食纖維	**3.8**g

含醣量
51.2g

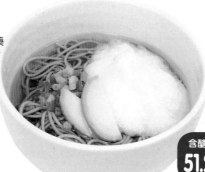

含醣量
47.3g

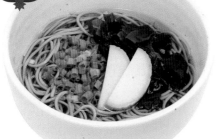

海帶芽蕎麥麵
（蕎麥麵 170g、魚板 10g、蔥 5g、切過的海帶芽 1g）

熱量	**270**kcal
蛋白質	**11.8**g
鹽分	**3.2**g
膳食纖維	**3.9**g

含醣量
51.7g

狸蕎麥麵
（蕎麥麵 170g、天婦羅渣 20g、魚板 10g、蔥 5g、海帶芽 1g）

熱量	**368**kcal
蛋白質	**12.6**g
鹽分	**3.1**g
膳食纖維	**3.9**g

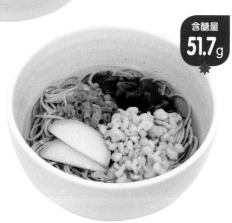

含醣量高，要控制分量的料理④

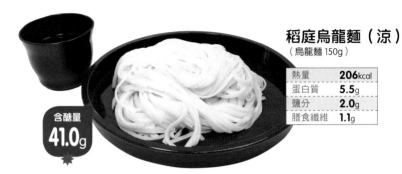

稻庭烏龍麵（涼）
（烏龍麵 150g）

熱量	**206**kcal
蛋白質	**5.5**g
鹽分	**2.0**g
膳食纖維	**1.1**g

含醣量
41.0g

含醣量
45.4g

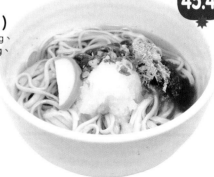

稻庭烏龍麵（熱）
（烏龍麵 150g、滑子菇 20g、
蘿蔔 20g、魚板 10g、蔥 5g、
昆布絲 1.5g）

熱量	**241**kcal
蛋白質	**8.6**g
鹽分	**3.8**g
膳食纖維	**2.5**g

含醣量
57.2g

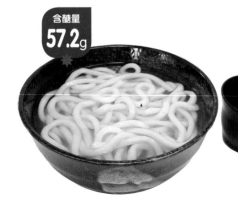

釜揚烏龍麵
（烏龍麵 250g）

熱量	**289**kcal
蛋白質	**7.8**g
鹽分	**2.7**g
膳食纖維	**2.0**g

主食篇 烏龍麵

醬油烏龍麵
（烏龍麵 250g、蔥 3g、
芝麻 0.8g、醬油 10g）

熱量	**275**kcal
蛋白質	**7.5**g
鹽分	**2.2**g
膳食纖維	**2.2**g

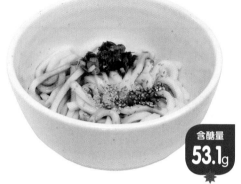

含醣量
53.1g

含醣量
59.1g

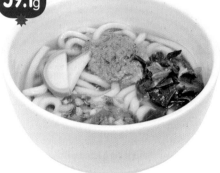

芝麻高湯烏龍麵
（烏龍麵 250g、魚板 10g、
蔥 5g、海帶芽 1g、
芝麻高湯 30g）

熱量	**363**kcal
蛋白質	**16.4**g
鹽分	**3.0**g
膳食纖維	**4.6**g

含醣量
63.6g

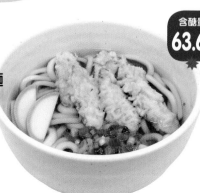

牛蒡天婦羅烏龍麵
（烏龍麵 250g、牛蒡 25g、
魚板 10g、蔥 5g）

熱量	**383**kcal
蛋白質	**10.9**g
鹽分	**3.6**g
膳食纖維	**3.7**g

含醣量高，要控制分量的料理⑤

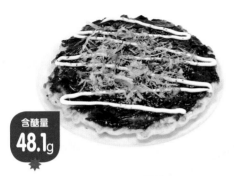

關西風大阪燒
（高麗菜 100g、小麥粉 50g、
豬五花肉 50g、雞蛋 50g）

熱量	**631**kcal
蛋白質	**21.8**g
鹽分	**4.2**g
膳食纖維	**1.9**g

含醣量
48.1g

含醣量
59.6g

廣島風大阪燒
（高麗菜 100g、蒸中華麵 75g、
豬五花肉 50g、小麥粉 25g）

熱量	**597**kcal
蛋白質	**15.5**g
鹽分	**5.0**g
膳食纖維	**2.5**g

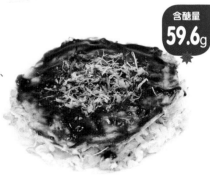

減醣TIP

吃大阪燒要慎選

關西風的大阪燒使用小麥粉做麵皮，含醣量高；但廣島風的麵皮雖然薄，卻放入大量的炒蕎麥麵，因此比關西風的含醣量更高，都不宜吃太多。

減醣TIP

少吃煎餅、文字燒

韓式煎餅與文字燒，雖然跟大阪燒相比，小麥粉的使用量較少，但若吃過量，容易吃下過多醣分，因此只能少量攝取。

主食篇 粉類料理

章魚燒（10 個）

（小麥粉 50g、章魚 50g、
高麗菜 50g、雞蛋 25g）

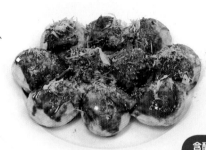

熱量	**365**kcal
蛋白質	**20.7**g
鹽分	**2.7**g
膳食纖維	**2.5**g

含醣量
44.4g

用豆腐渣取代麵包粉

大阪燒或章魚燒等粉類料理，
因使用許多小麥粉，含醣量較
高。若正在減醣，請使用豆腐
渣或豆腐取代小麥粉。使用
前，記得先乾炒再除掉水分。
豆腐渣營養成分高，也能取代
麵包粉，不妨多加利用。

豆腐渣代替小麥粉，
成功減醣！

各類食物營養成分表（以 100g 為單位）

分類		食品名	含醣量（公克）	熱量（大卡）	蛋白質（公克）	脂肪（公克）	膳食纖維（公克）	鹽分（公克）
穀物類	米	糙米	70.8	350	6.8	2.7	3.0	0.0
		精白米	76.6	356	6.1	0.9	0.5	0.0
		胚芽精米	74.0	354	6.5	2.0	1.3	0.0
	米飯	糙米飯	34.2	165	2.8	1.0	1.4	0.0
		白米飯	36.8	168	2.5	0.3	0.3	0.0
		胚芽精米飯	36.8	167	2.7	0.6	0.8	0.0
		全粥（精白米）	15.6	71	1.1	0.1	0.1	0.0
		米湯（精白米）	4.7	21	0.3	0.0	0.0	0.0
		五分粥（精白米）	7.8	36	0.5	0.1	0.1	0.0
	麻糬其他	麻糬	49.5	235	4.2	0.8	0.8	0.0
		紅豆飯	40.7	189	3.9	0.4	1.7	0.0
		烤新米年糕鍋	45.8	210	3.2	0.4	0.4	0.0
		米粉	79.0	377	7.0	1.6	0.9	0.0
	麵包類	吐司	44.4	264	9.3	4.4	2.3	1.3
		紡錘形麵包	47.1	265	8.5	3.8	2.0	1.3
		法國麵包	54.8	279	9.4	1.3	2.7	1.6
		裸麥麵包	47.1	264	8.4	2.2	5.6	1.2
		葡萄麵包	48.9	269	8.2	3.5	2.2	1.0
		圓麵包	46.6	316	10.1	9.0	2.0	1.2
		牛角麵包	42.1	448	7.9	26.8	1.8	1.2
		英式鬆餅	39.6	228	8.1	3.6	1.2	1.2
		饢餅	45.6	262	10.3	3.4	2.0	1.3
	麵類	烏龍麵（快煮）	20.8	105	2.6	0.4	0.8	0.3
		素麵・冷麥麵（快煮）	24.9	127	3.5	0.4	0.9	0.2
		中華麵（快煮）	27.9	149	4.9	0.6	1.3	0.2
		沖繩蕎麥麵	26.5	147	5.2	0.8	1.5	0.4
		蕎麥麵（快煮）	24.0	132	4.8	1.0	2.0	0.0
		通心粉・義大利麵（乾）	69.5	378	13.0	2.2	2.7	0.0
	粉類其他	低筋麵粉	73.4	368	8.0	1.7	2.5	0.0
		全麥麵粉	57.0	328	12.8	2.9	11.2	0.0
		麵包粉（生）	44.6	280	11.0	5.1	3.0	0.9
		麵包粉（乾）	59.4	373	14.6	6.8	4.0	1.2
		上新粉	77.9	362	6.2	0.9	0.6	0.0
		白玉粉	79.5	369	6.3	1.0	0.5	0.0
		道明寺粉	79.7	372	7.1	0.7	0.7	0.0
		蕎麥粉（全層粉）	65.3	361	12.0	3.1	4.3	0.0
		裸麥麵粉	62.9	351	8.5	1.6	12.9	0.0
		生麩（麵筋）	25.7	163	12.7	0.8	0.5	0.0
		餃子皮	54.8	291	9.3	1.4	2.2	0.0
		燒賣皮	56.7	295	8.3	1.4	2.2	0.0
		披薩餅皮	48.8	268	9.1	3.0	2.3	1.3
		玉米片	81.2	381	7.8	1.7	2.4	2.1
薯與澱粉類	薯類	精粉蒟蒻	0.1	5	0.1	Tr	2.2	0.0
		蒟蒻絲	0.1	6	0.2	Tr	2.9	0.0
		地瓜	29.2	132	1.2	0.2	2.3	0.0
		芋頭（球莖、生）	10.8	58	1.5	0.1	2.3	0.0
		馬鈴薯（塊莖、生）	16.3	76	1.6	0.1	1.3	0.0

分類		食品名	含醣量（公克）	熱量（大卡）	蛋白質（公克）	脂肪（公克）	膳食纖維（公克）	鹽分（公克）
薯類與澱粉類	薯類	薯條	29.3	237	2.9	10.6	3.1	0.0
		乾燥馬鈴薯泥	76.2	357	6.6	0.6	6.6	0.2
		銀杏芋（塊根、生）	21.2	108	4.5	0.5	1.4	0.0
		山藥（塊根、生）	12.9	65	2.2	0.3	1.0	0.0
		細葉野山藥（塊根、生）	24.6	123	4.5	0.2	2.5	0.0
		自然薯（塊根、生）	24.7	121	2.8	0.7	2.0	0.0
	澱粉與澱粉製品	太白粉	81.6	330	0.1	0.1	0.0	0.0
		木薯澱粉	85.3	346	0.1	0.2	0.0	0.0
		葛根粉	85.6	347	0.2	0.2	0.0	0.0
		玉米澱粉	86.3	354	0.1	0.7	0.0	0.0
		葛切涼粉（乾）	86.8	356	0.2	0.2	0.9	0.0
		綠豆冬粉（乾）	80.9	345	0.2	0.4	3.7	0.0
		普通冬粉（乾）	83.1	342	0.1	0.2	1.4	0.0
甜味劑與砂糖	砂糖	黑糖	89.7	354	1.7	Tr	(0)	0.1
		精製白砂糖	100.0	387	(0)	(0)	(0)	0.0
		蜂蜜	79.7	294	0.2	0.0	(0)	0.0
		楓糖	66.3	257	0.1	0.0	(0)	0.0
豆類與大豆加工品	豆類	紅豆（全粒、乾）	40.9	339	20.3	2.2	17.8	0.0
		紅豆沙	20.3	155	9.8	0.6	6.8	0.0
		菜豆（全粒、乾）	38.5	333	19.9	2.2	19.3	0.0
		豌豆（全粒、乾）	17.5	148	9.2	1.0	7.7	0.0
		豌豆（油炸豆）	39.2	423	20.8	11.6	19.6	0.9
		蠶豆（全粒、乾）	46.6	348	26.0	2.0	9.3	0.0
		大豆（國產、乾）	11.1	417	35.3	19.0	17.1	0.0
		大豆（國產、水煮）	2.7	180	16.0	9.0	7.0	0.0
		黃豆粉（脫皮大豆）	16.1	434	36.8	23.1	13.7	0.0
	豆腐與炸豆皮類	炸豆腐丸子	0.2	228	15.3	17.8	1.4	0.5
		未炸熟的油豆腐	0.2	150	10.7	11.3	0.7	0.0
		烤豆腐	0.5	88	7.8	5.7	0.5	0.0
		油炸豆皮	1.4	386	18.6	33.1	1.1	0.0
		豆腐渣（新製法）	2.3	111	6.1	3.6	11.5	0.0
		絹豆腐	1.7	56	4.9	3.0	0.3	0.0
		豆漿	2.9	46	3.6	2.0	0.2	0.0
		木綿豆腐	1.2	72	6.6	4.2	0.4	0.0
		高野豆腐（凍豆腐）	3.9	529	49.4	33.2	1.8	1.0
		調味豆漿	4.5	64	3.2	3.6	0.3	0.1
	納豆	牽絲納豆	5.4	200	16.5	10.0	6.7	0.0
		碎納豆	4.6	194	16.6	10.0	5.9	0.0
	其他	丹貝	5.2	202	15.8	9.0	10.2	0.0
		豆腐皮（生）	3.3	231	21.8	13.7	0.8	0.0
		豆腐皮（乾）	5.6	511	53.2	28.0	3.3	0.0
堅果類		杏仁果（乾）	9.3	598	18.6	54.2	10.4	0.0
		南瓜子（去殼、調味）	4.7	574	26.5	51.8	7.3	0.1
		胡桃（去殼）	4.2	674	14.6	68.8	7.5	0.0
		椰子粉	9.6	668	6.1	65.8	14.1	0.0
		芝麻（去殼）	5.9	599	20.3	54.2	12.6	0.0
		芝麻（乾）	7.6	578	19.8	51.9	10.8	0.0
		榛果（油炸、調味）	6.5	684	13.6	69.3	7.4	0.1
		澳洲胡桃（油炸、調味）	6.0	720	8.3	76.7	6.2	0.5

分類	食品名	含醣量（公克）	熱量（大卡）	蛋白質（公克）	脂肪（公克）	膳食纖維（公克）	鹽分（公克）
堅果類	松子（去殼）	1.2	690	14.6	72.5	6.9	0.0
蔬菜類	青椒（果實、生）	2.8	22	0.9	0.2	2.3	0.0
	紅甜椒（果實、生）	5.6	30	1.0	0.2	1.6	0.0
	細香蔥（葉、生）	2.3	33	4.2	0.3	3.3	0.0
	明日葉（莖葉、生）	1.1	33	3.3	0.1	5.6	0.2
	苜宿芽（生）	0.6	12	1.6	0.1	1.4	0.0
	九眼獨活（莖、生）	2.9	18	0.8	0.1	1.4	0.0
	火蔥（鱗莖、生）	6.4	76	2.3	0.2	11.4	0.0
	毛豆（生）	3.8	135	11.7	6.2	5.0	0.0
	無翅豬毛菜（莖葉、生）	0.9	17	1.4	0.2	2.5	0.1
	秋葵（果實、生）	1.6	30	2.1	0.2	5.0	0.0
	西洋菜（莖葉、生）	0.0	15	2.1	0.1	2.5	0.1
	蘿蔔芽菜（萌芽、生）	1.4	21	2.1	0.5	1.9	0.0
	蕪菁（根、帶皮、生）	3.1	20	0.7	0.1	1.5	0.0
	蕪菁（葉、生）	1.0	20	2.3	0.1	2.9	0.0
	芥菜（葉、生）	1.0	26	3.3	0.1	3.7	0.2
	花椰菜（花序、生）	2.3	27	3.0	0.1	2.9	0.0
	葫蘆條（水煮）	1.9	28	0.8	0.0	5.3	0.0
	黃甜椒（果實、生）	5.3	27	0.8	0.2	1.3	0.0
	高麗菜（包心葉菜、生）	3.4	23	1.3	0.2	1.8	0.0
	金時紅蘿蔔（根、帶皮、生）	5.7	44	1.8	0.2	3.9	-
	小黃瓜（果實、生）	1.9	14	1.0	0.1	1.1	0.0
	日本蕪菁（葉、生）	1.8	23	2.2	0.1	3.0	0.1
	綠蘆筍（嫩莖、生）	2.1	22	2.6	0.2	1.8	0.0
	豌豆（生）	7.6	93	6.9	0.4	7.7	0.0
	牛蒡（根、生）	9.7	65	1.8	0.1	5.7	0.0
	小松菜（葉、生）	0.5	14	1.5	0.2	1.9	0.0
	榨菜（醃漬物）	0.0	23	2.5	0.1	4.6	13.7
	紅葉萵苣（葉、生）	1.2	16	1.2	0.2	2.0	0.0
	四季豆（嫩豆莢、生）	2.7	23	1.8	0.1	2.4	0.0
	嫩豌豆莢（嫩豆莢、生）	4.5	36	3.1	0.2	3.0	0.0
	生菜（葉、生）	0.4	14	1.7	0.2	1.8	0.0
	獅子唐青椒仔（果實、生）	2.1	27	1.9	0.3	3.6	0.0
	紫蘇（葉、生）	0.2	37	3.9	0.1	7.3	0.0
	薑（根莖、生）	4.5	30	0.9	0.3	2.1	0.0
	食用菊花（花瓣、生）	3.1	27	1.4	0.0	3.4	0.0
	蓴菜（嫩菜、水煮瓶裝）	0.0	5	0.4	0.0	1.0	0.0
	茼蒿（葉、生）	0.7	22	2.3	0.3	3.2	0.2
	越瓜（果實、生）	2.1	15	0.9	0.1	1.2	0.0
	芋頭莖（生）	2.5	16	0.5	0.0	1.6	0.0
	夏南瓜（果實、生）	1.5	14	1.3	0.1	1.3	0.0
	荷蘭豆（嫩莢、生）	7.4	43	2.9	0.1	2.5	0.0
	西洋南瓜	17.1	91	1.9	0.3	3.5	0.0
	水芹（莖葉、生）	0.8	17	2.0	0.1	2.5	0.0
	旱芹（葉梗、生）	1.7	15	1.0	0.1	1.5	0.1
	紫萁（嫩芽、生）	2.8	29	1.7	0.1	3.8	0.0
	豆芽菜（生）	0.0	37	3.7	1.5	2.3	0.0
	白蘿蔔（根、帶皮、生）	2.7	18	0.5	0.1	1.4	0.0
	大芥（葉、生）	1.7	21	1.8	0.2	2.5	0.1

分類	食品名	含醣量 （公克）	熱量 （大卡）	蛋白質 （公克）	脂肪 （公克）	膳食纖維 （公克）	鹽分 （公克）
蔬菜類	筍（嫩莖、生）	1.5	26	3.6	0.2	2.8	0.0
	洋蔥（鱗莖、生）	7.2	37	1.0	0.1	1.6	0.0
	青江菜（葉、生）	0.8	9	0.6	0.1	1.2	0.1
	問荊（孢子莖、生）	0.0	38	3.5	0.1	8.1	0.0
	辣椒（葉・果實、生）	1.5	35	3.4	0.1	5.7	0.0
	冬瓜（果實、生）	2.5	16	0.5	0.1	1.3	0.0
	番茄（果實、生）	3.7	19	0.7	0.1	1.0	0.0
	大蔥（葉、軟白、生）	5.0	28	0.5	0.1	2.2	0.0
	茄子（果實、生）	2.9	22	1.1	0.1	2.2	0.0
	苦瓜（果實、生）	1.3	17	1.0	0.1	2.6	0.0
	韭菜（葉、生）	1.3	21	1.7	0.3	2.7	0.0
	紅蘿蔔（根、帶皮、生）	6.4	37	0.6	0.1	2.7	0.1
	蒜苗花（花莖、生）	6.8	45	1.9	0.3	3.8	0.0
	野澤菜（葉、生）	1.5	16	0.9	0.1	2.0	0.1
	大白菜（包心菜葉、生）	1.9	14	0.8	0.1	1.3	0.0
	大白菜（韓式泡菜）	5.2	46	2.8	0.3	2.7	2.2
	羅勒（葉、生）	0.0	24	2.0	0.6	4.0	0.0
	香芹（葉、生）	1.4	44	3.7	0.7	6.8	0.0
	蘿蔔菜（葉、生）	0.7	18	2.0	0.2	2.6	0.1
	蔥葉（葉、生）	4.1	31	1.5	0.3	2.9	0.0
	蜂斗菜（葉梗、生）	1.7	11	0.3	0.0	1.3	0.0
	蜂斗葉的花莖（花序、水煮）	2.8	32	2.5	0.1	4.2	0.0
	綠花椰菜（花序、生）	0.8	33	4.3	0.5	4.4	0.1
	菠菜（葉、生）	0.3	20	2.2	0.4	2.8	0.0
	白蘆筍（水煮罐頭）	2.6	22	2.4	0.1	1.7	0.9
	山芹菜（葉、生）	1.5	18	1.0	0.1	2.5	0.0
	小番茄（果實、生）	5.8	29	1.1	0.1	1.4	0.0
	蘘荷（花穗、生）	0.5	12	0.9	0.1	2.1	0.0
	筍乾（鹽漬、去鹽）	0.1	19	1.0	0.5	3.5	0.9
	抱子甘藍（包心菜葉、生）	4.4	50	5.7	0.1	5.5	0.0
	黃麻（莖葉、生）	0.4	38	4.8	0.5	5.9	0.0
	魁蒿（葉、生）	0.9	46	5.2	0.3	7.8	0.0
	路蕎（鱗莖、生）	8.3	118	1.4	0.2	21.0	0.0
	萵苣（包心菜葉、生）	1.7	12	0.6	0.1	1.1	0.0
	紫高麗菜（包心菜葉、生）	3.9	30	2.0	0.1	2.8	0.0
	芝麻菜（葉、生）	0.5	19	1.9	0.4	2.6	0.0
	分蔥（葉、生）	4.6	30	1.6	0.0	2.8	0.0
	日本油菜（花蕾、莖、生）	1.6	33	4.4	0.2	4.2	0.0
	蕨菜（生）	0.4	21	2.4	0.1	3.6	0.0
果實類	杏實（生）	6.9	36	1.0	0.3	1.6	0.0
	草莓（生）	7.1	34	0.9	0.1	1.4	0.0
	梅乾（鹽漬）	6.9	33	0.9	0.2	3.6	22.1
	橄欖（西式醃菜瓶裝）	1.2	145	1.0	15.0	3.3	3.6
	溫室香瓜（生）	9.8	42	1.1	0.1	0.5	0.0
	臭橙（果汁、生）	8.4	25	0.4	0.1	0.1	0.0
	芭樂（生）	4.8	38	0.6	0.1	5.1	0.0
	葡萄柚（生）	9.0	38	0.9	0.1	0.6	0.0
	西瓜（生）	9.2	37	0.6	0.1	0.3	0.0
	酢橘（果汁、生）	6.5	20	0.5	0.1	0.1	0.0

分類		食品名	含醣量 （公克）	熱量 （大卡）	蛋白質 （公克）	脂肪 （公克）	膳食纖維 （公克）	鹽分 （公克）
果實類		李子（生）	7.8	44	0.6	1.0	1.6	0.0
		甘夏（生）	8.8	40	0.9	0.1	1.2	0.0
		木瓜（完熟、生）	7.3	38	0.5	0.2	2.2	0.0
		晚崙夏橙（生）	9.0	39	1.0	0.1	0.8	0.0
		枇杷（生）	9.0	40	0.3	0.1	1.6	0.0
		藍莓（生）	9.6	49	0.5	0.1	3.3	0.0
		水蜜桃（生）	8.9	40	0.6	0.1	1.3	0.0
		柚子（果汁、生）	6.6	21	0.5	0.1	0.4	0.0
		萊姆（果汁、生）	9.1	27	0.4	0.1	0.2	0.0
		樹莓（生）	5.5	41	1.1	0.1	4.7	0.0
		檸檬（全果、生）	7.6	54	0.9	0.7	4.9	0.0
菇類		金針菇（生）	3.7	22	2.7	0.2	3.9	0.0
		杏鮑菇（生）	3.1	24	3.6	0.5	4.3	0.0
		香菇（生）	1.4	18	3.0	0.4	3.5	0.0
		滑子菇（水煮罐頭）	0.7	9	1.0	0.2	2.5	0.0
		滑子菇（生）	1.9	15	1.7	0.2	3.3	0.0
		鴻喜菇（生）	1.1	14	2.1	0.3	3.3	0.0
		平菇（生）	3.6	20	3.3	0.3	2.6	0.0
		灰樹花（生）	0.0	16	3.7	0.7	2.7	0.0
		雙孢蘑菇（生）	0.1	11	2.9	0.3	2.0	0.0
		雙孢蘑菇（水煮罐頭）	0.1	14	3.4	0.2	3.2	0.9
		松茸（生）	3.5	23	2.0	0.6	4.7	0.0
海藻類		荒布（蒸乾）	8.2	140	12.4	0.7	48.0	5.8
		長莖葡萄蕨藻（生）	0.4	4	0.5	0.1	0.8	0.8
		切過的海帶芽（生）	6.2	138	18.0	4.0	35.6	24.1
		昆布絲	6.9	105	5.4	0.5	39.1	10.9
		涼粉	0.0	2	0.2	0.0	0.6	0.0
		角寒天	0.0	154	2.4	0.2	74.1	0.3
		岡村枝管藻（鹽漬、去鹽）	0.0	4	0.2	0.1	1.4	0.6
		烤海苔	8.3	188	41.4	3.7	36.0	1.3
		海帶芽（生）	2.0	16	1.9	0.2	3.6	1.5
魚與海鮮類	魚類	竹筴魚	0.1	121	20.7	3.5	0.0	0.3
		沙丁魚	0.7	217	19.8	13.9	0.0	0.2
		鰹魚（春季捕撈）	0.1	114	25.8	0.5	0.0	0.1
		鯉魚（養殖、內臟、生）	1.3	287	9.0	25.9	0.0	0.2
		鮭魚	0.1	133	22.3	4.1	0.0	0.2
		青花魚	0.3	202	20.7	12.1	0.0	0.4
		鯛魚	0.1	142	20.6	5.8	0.0	0.1
		鱈魚	0.1	77	17.6	0.2	0.0	0.3
		鰤魚	0.3	257	21.4	17.6	0.0	0.1
		鮪魚	0.1	125	26.4	1.4	0.0	0.1
	海鮮・加工品	毛蛤（生）	3.5	74	13.5	0.3	0.0	0.8
		花蛤（生）	0.4	30	6.0	0.3	0.0	2.2
		甜蝦（生）	0.1	87	19.8	0.3	0.0	0.8
		鮑魚（生）	4.0	73	12.7	0.3	0.0	0.8
		鮟鱇魚肝（生）	2.2	445	10.0	41.9	0.0	0.3
		鰻魚肝（生）	3.5	118	13.0	5.3	0.0	0.4
		食用蝸牛（水煮罐頭）	0.8	82	16.5	1.0	0.0	0.7
		干貝（生）	4.9	97	17.9	0.1	0.0	0.3

分類		食品名	含醣量（公克）	熱量（大卡）	蛋白質（公克）	脂肪（公克）	膳食纖維（公克）	鹽分（公克）
魚與海鮮類	海鮮・加工品	牡蠣（養殖、生）	4.7	60	6.6	1.4	0.0	1.3
		柴魚片	0.8	356	77.1	2.9	0.0	0.3
		辛子明太子	3.0	126	21.0	3.3	0.0	5.6
		角蠑螺（生）	0.8	89	19.4	0.4	0.0	0.6
		蜆（生）	4.3	51	5.6	1.0	0.0	0.2
		魷魚絲	0.4	334	69.2	4.3	0.0	2.3
		北魷（生）	0.2	88	18.1	1.2	0.0	0.8
		車蝦（生）	0.1	95	21.7	0.3	0.0	0.5
		鱈魚子（生）	0.4	140	24.0	4.7	0.0	4.6
		魚丸	6.5	113	12.0	4.3	0.0	1.4
		滑頂薄殼鳥蛤（生）	6.9	86	12.9	0.3	0.0	0.3
		生海膽	3.3	120	16.0	4.8	0.0	0.6
		海參（生）	0.5	23	4.6	0.3	0.0	1.7
		文蛤（生）	1.8	38	6.1	0.5	0.0	2.0
		帆立貝（生）	1.5	72	13.5	0.9	0.0	0.8
		普通章魚（生）	0.1	76	16.4	0.7	0.0	0.7
		象拔蚌（生）	0.3	82	18.3	0.4	0.0	0.8
		蒸魚板	9.7	95	12.0	0.9	0.0	2.5
肉類	牛肉	牛肉塊	0.4	209	19.5	13.3	0.0	0.1
		牛排肉	0.4	334	16.5	27.9	0.0	0.1
		牛腿肉（大腿、紅肉）	0.4	140	21.9	4.9	0.0	0.1
		牛腿薄切肉	0.4	209	19.5	13.3	0.0	0.1
		牛絞肉	0.5	224	19.0	15.1	0.0	0.1
	豬肉	豬薑燒用肉（肩里肌肉）	0.1	253	17.1	19.2	0.0	0.1
		豬五花肉	0.1	386	14.2	34.6	0.0	0.1
		豬腰肉	0.2	115	22.8	1.9	0.0	0.1
		豬腿肉	0.2	183	20.5	10.2	0.0	0.1
		豬里肌肉	0.2	263	19.3	19.2	0.0	0.1
		豬絞肉	0.0	221	18.6	15.1	0.0	0.1
	雞肉	雞脯肉	0.0	105	23.0	0.8	0.0	0.1
		雞翅	0.0	211	17.5	14.6	0.0	0.2
		雞絞肉	0.0	116	20.9	8.3	0.0	0.2
		雞胸肉（帶皮）	0.0	191	19.5	11.6	0.0	0.1
		雞胸肉（去皮）	0.0	108	22.3	1.5	0.0	0.1
		雞腿肉（帶皮）	0.0	200	16.2	14.0	0.0	0.2
		雞腿肉（去皮）	0.0	166	18.8	3.9	0.0	0.2
	內臟	牛肝（生）	3.7	132	19.6	3.7	0.0	0.1
		豬肝	2.5	128	20.4	3.4	0.0	0.1
		雞胃	0.0	94	18.3	1.8	0.0	0.1
	肉類加工食品	烤牛肉	0.9	196	21.7	11.7	0.0	0.8
		粗鹽醃牛肉罐頭	1.7	203	19.8	13.0	0.0	1.8
		牛肉乾	6.4	315	54.8	7.8	0.0	4.8
		無骨火腿	1.8	118	18.7	4.0	0.0	2.8
		生火腿（促成）	0.5	247	24.0	16.6	0.0	2.8
		生火腿（長期熟成）	0.0	268	25.7	18.4	0.0	5.6
		培根	0.3	405	12.9	39.1	0.0	2.0
		里肌火腿	1.3	196	16.5	13.9	0.0	2.5
		德國香腸	3.0	321	13.2	28.5	0.0	1.9
		法蘭克福香腸	6.2	298	12.7	24.7	0.0	1.9

分類		食品名	含醣量（公克）	熱量（大卡）	蛋白質（公克）	脂肪（公克）	膳食纖維（公克）	鹽分（公克）
肉類	肉類加工食品	生香腸	0.8	279	14.0	24.4	0.0	1.7
		叉燒	5.1	172	19.4	8.2	0.0	2.4
		合鴨（肉、帶皮、生）	0.1	333	14.2	29.0	0.0	0.2
		野鴨（肉、去皮、生）	0.1	128	23.6	3.0	0.0	0.2
		雉雞（肉、去皮、生）	0.1	108	23.0	1.1	0.0	0.1
		火雞（肉、去皮、生）	0.1	106	23.5	0.7	0.0	0.1
		鵝肝（水煮）	1.5	510	8.3	49.9	0.0	0.1
		中華鱉（肉、生）	0.5	197	16.4	13.4	0.0	0.2
蛋類	蛋	蛋（生）	0.3	151	12.3	10.3	0.0	0.4
		蛋（水煮）	0.3	151	12.9	10.0	0.0	0.3
	蛋製品	高湯蛋捲	0.5	128	11.2	9.0	0.0	1.2
		雞蛋豆腐	2.0	79	6.4	5.0	0.0	0.9
		厚煎蛋	6.4	151	10.8	9.1	0.0	1.1
乳類	牛奶與鮮奶油	牛奶	4.8	67	3.3	3.8	0.0	0.1
		加工乳（低脂）	5.5	46	3.8	1.0	0.0	0.2
		鮮奶油（乳脂肪）	3.1	433	2.0	45.0	0.0	0.1
		鮮奶油（植物性脂肪）	2.9	392	6.8	39.2	0.0	0.6
	起司與優格	卡芒貝爾乾酪	0.9	310	19.1	24.7	0.0	2.0
		埃德姆起司	1.4	356	28.9	25.0	0.0	2.0
		埃文達起司	1.6	429	27.3	33.6	0.0	1.3
		茅屋起司	1.9	105	13.3	4.5	0.0	1.0
		奶油起司	2.3	346	8.2	33.0	0.0	0.7
		豪達乳酪	1.4	380	25.8	29.0	0.0	2.0
		切達起司	1.4	423	25.7	33.8	0.0	2.0
		帕馬森起司	1.9	475	44.0	30.8	0.0	3.8
		藍乾酪	1.0	349	18.8	29.0	0.0	3.8
		加工乳酪	1.3	339	22.7	26.0	0.0	2.8
		純粹優格（全脂無糖）	4.9	62	3.6	3.0	0.0	0.1
油脂類		橄欖油	0.0	921	0.0	100.0	0.0	0.0
		芝麻油	0.0	921	0.0	100.0	0.0	0.0
		有鹽奶油	0.2	745	0.6	81.0	0.0	1.9
		無鹽奶油	0.2	763	0.5	83.0	0.0	0.0
		發酵奶油	4.4	752	0.6	80.0	0.0	1.3
		柔軟型人造奶油	1.2	758	0.4	81.6	0.0	1.2
酒類		清酒（正式釀造酒）	4.5	107	0.4	0.0	0.0	0.0
		啤酒（淡色）	3.1	40	0.3	Tr	0.0	0.0
		發泡酒	3.6	45	0.1	Tr	0.0	0.0
		白酒	2.0	73	0.1	Tr	-	0.0
		紅酒	1.5	73	0.2	Tr	-	0.0
		桃紅葡萄酒	4.0	77	0.1	Tr	0.0	0.0
		紹興酒	5.1	127	1.7	Tr	Tr	0.0
		燒酒甲類（連續式蒸餾燒酒）	0.0	206	0.0	0.0	0.0	0.0
		燒酒乙類（單式蒸餾燒酒）	0.0	146	0.0	0.0	0.0	-
		威士忌	0.0	237	0.0	0.0	0.0	0.0
		白蘭地	0.0	237	0.0	0.0	0.0	0.0
		伏特加	0.0	240	0.0	0.0	0.0	0.0
		琴酒	0.1	284	0.0	Tr	0.0	0.0
		蘭姆酒	0.1	240	0.0	Tr	0.0	0.0
		梅酒	20.7	156	0.1	Tr	0.0	0.0
		甘酒	17.9	81	1.7	0.1	0.4	0.2

分類	食品名	含醣量（公克）	熱量（大卡）	蛋白質（公克）	脂肪（公克）	膳食纖維（公克）	鹽分（公克）
調味料	伍斯特醬	26.3	117	1.0	0.1	0.5	8.4
	中濃醬汁	29.8	132	0.8	0.1	1.0	5.8
	濃厚醬汁	29.9	132	0.9	0.1	1.0	5.6
	豆瓣醬	3.6	60	2.0	2.3	4.3	17.8
	辣椒醬	5.2	55	0.7	0.5	1.9	1.6
	辣油	0.0	919	0.1	99.8	-	0.0
	濃口醬油	10.1	71	7.7	0.0	(0)	14.5
	淡口醬油	7.8	54	5.7	0.0	(0)	16.0
	老抽醬油	15.9	111	11.8	0.0	(0)	13.0
	食鹽	0.0	0.0	0.0	0.0	0.0	99.1
	穀物醋	2.4	25	0.1	0.0	0.0	0.0
	米醋	7.4	46	0.2	0.0	0.0	0.0
	葡萄醋	1.2	22	0.1	Tr	0.0	0.0
	蘋果醋	2.4	26	0.1	0.0	0.0	0.0
	凝固法式清湯	41.8	235	7.0	4.3	0.3	43.2
	麵露（無濃縮）	8.7	44	2.2	0.0	-	3.3
	蠔油	18.1	107	7.7	0.3	0.2	11.4
	番茄肉醬	10.1	101	3.8	5.0	-	1.5
	純番茄汁	8.1	41	1.9	0.1	1.8	0.2
	番茄糊	17.3	89	3.8	0.1	4.7	0.5
	番茄醬	25.6	119	1.7	Tr	1.8	3.3
	無油和風沙拉醬	15.9	82	3.1	0.1	0.2	7.4
	法式沙拉醬	5.9	406	0.1	41.9	0.0	3.0
	千島醬	8.9	416	1.0	41.4	0.3	3.6
	美乃滋（全蛋型）	4.5	703	1.5	75.3	0.0	1.8
	甜味噌	32.3	217	9.7	3.0	5.6	6.1
	淡色辣味噌	17.0	192	12.5	6.0	4.9	12.4
	紅色辣味噌	17.0	186	13.1	5.5	4.1	13.0
	咖哩塊	41.0	512	6.5	34.1	3.7	10.7
	牛肉燴飯塊	45.0	512	5.8	33.2	2.5	10.7
	酒糟	18.6	227	14.9	1.5	5.2	0.0
	味醂風調味料	54.9	226	0.1	0.0	(0)	0.2
	辣椒膏	40.1	315	5.9	14.5	-	7.4
	顆粒芥末醬	12.7	229	7.6	16.0	-	4.1
	咖哩粉	26.4	415	13.0	12.2	36.9	0.1
	胡椒（黑・粉狀）	66.6	364	11.0	6.0	-	0.2
	胡椒（白・粉狀）	70.1	378	10.1	6.4	-	0.0
	山椒粉	69.6	375	10.3	6.2	-	0.0
	桂皮粉	79.6	364	3.6	3.5	-	0.1
	薑泥	8.6	43	0.7	0.6	-	1.5
	辣椒粉	66.8	419	16.2	9.7	-	0.0
	肉荳蔻粉	47.5	559	5.7	38.5	-	0.0
	山葵膏	39.8	265	3.3	10.3	-	6.1

＊「Tr」是微量之意，「—」是未檢測之意，「（0）」標示的是推定值

＊上表中有部分食物台灣未售，成分僅供參考。未收錄在此表中的食物，建議讀者可參考類似食物的數值，一般而言差距不會太大。

HealthTree
健 康 樹 健康樹系列 081

1000種常見食物醣量&熱量速查圖典

列出含醣量・卡路里・鹽分・蛋白質・膳食纖維，教你挑對食物、掌握分量
どっちを選ぶ！？糖質制限vsカロリー制限データBOOK

監 修 者　大櫛陽一
審 　 定　饒月娟
譯 　 者　李池宗展
總 編 輯　何玉美
副總編輯　陳永芬
封面設計　張天薪
內文排版　菩薩蠻數位文化有限公司
日本製作團隊　攝影　　　　　田中宏幸　松島均
　　　　　　　設計　　　　　原てるみ　坂本真理　星野愛弓　野呂翠 (mill design studio)
　　　　　　　設計助理　　　小澤元太郎
　　　　　　　編輯・構成　　丸山みき (SORA企画)
　　　　　　　編輯協力　　　山崎ひろみ
　　　　　　　編輯助理　　　根津礼美 (SORA企画)
　　　　　　　擺盤設計　　　塚田貴世
　　　　　　　拍照&資料協力　マッシュルームソフト
　　　　　　　營養計算　　　角島理美
　　　　　　　插圖　　　　　江夏潤一
　　　　　　　企畫・編輯　　朝日新聞出版 生活・文化編集部 (森香織)

出 版 發 行　采實文化事業股份有限公司
行 銷 企 劃　黃文慧・鍾惠鈞・陳詩婷
業 務 發 行　林詩富・何學文・張世明・吳淑華
會 計 行 政　王雅蕙・李韶婉
法 律 顧 問　第一國際法律事務所　余淑杏律師
電 子 信 箱　acme@acmebook.com.tw
采實粉絲團　http://www.facebook.com/acmebook

I S B N　978-986-93933-3-1
定 　 價　350元
初 版 一 刷　2017年1月
劃 撥 帳 號　50148859
劃 撥 戶 名　采實文化事業股份有限公司
　　　　　　10479 台北市中山區建國北路二段92號9樓
　　　　　　電話：(02)2518-5198
　　　　　　傳真：(02)2518-2098

有鑑於個人健康情形不同，
患有疾病者若欲參考本書執
行減醣飲食，請先諮詢專業
醫師，避免造成身體不適。

國家圖書館出版品預行編目資料

1000 種常見食物醣量&熱量速查圖典 / 大櫛陽一監修. -- 初版. --
　臺北市：采實文化, 民 105.12
　　面；　公分. -- (健康樹系列；81)
　ISBN：978-986-93933-3-1
　1.健康飲食 2.減重

411.3　　　　　　　　　　　　　　105021832